小病小痛一推就好

专家教你做小儿推拿

陶冶 著

开天门

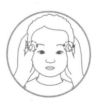

运太阳

补肾经

天津出版传媒集团

天津科学技术出版社

图书在版编目（ＣＩＰ）数据

小病小痛一推就好：专家教你做小儿推拿 / 陶冶著.
--天津：天津科学技术出版社，2016.3

ISBN 978-7-5576-0890-3

Ⅰ. ①小… Ⅱ. ①陶… Ⅲ. ①小儿疾病—推拿 Ⅳ.
①R244.1

中国版本图书馆CIP数据核字(2016)第055547号

责任编辑：张建锋　方　艳

天津出版传媒集团

天津科学技术出版社出版

出版人：蔡　颢
天津市西康路 35 号　邮编 300051
电话：（022）23332695
网址：www.tjkjcbs.com.cn
新华书店经销
北京彩虹伟业印刷有限公司印刷

开本 710×1000 1/16　印张 15　字数 180 000
2016年4月第1版第1次印刷
定价：32.80 元

前言

　　小儿推拿是在中医阴阳五行、脏腑经络等学说的指导下，运用各种手法在小儿相应体表的部位或穴位进行按摩的一种治疗方法。同时，它也是一种宝贵的绿色疗法。它不但可以替代部分药品，减少药品毒副作用对孩子身体的伤害，而且还能在一定程度上增强孩子的免疫力。

　　小儿推拿有着漫长的历史，汉朝，《五十二病方》中第一次提到了小儿推拿。隋唐时期，用推拿治疗小儿疾病已有相当成就，唐代医家孙思邈在《千金方》中就有膏摩法记述，对十几种小儿病症有了较系统的论述，到明末清初时，小儿推拿已经形成了较为独特的、完整的独立治疗体系。又经过几百年的医疗实践，小儿推拿被证实具有疏通经络、行气活血、调和营卫、平衡阴阳、调整脏腑、提升免疫力等多种作用。不可否认，小儿推拿还会一直作为大众认可的保健治疗方法代代相传下去。

　　伴随着药物的大量运用，其副作用逐渐显现，人们也越来越认识到中医传统疗法的好处。中医传统疗法副作用小，有病治病，无病强身。临床证明，小儿推拿涉及的疾病范围广泛，已经成为中医临床医学中重要的辅助治疗方法。它不但可以治疗小儿内科、外科、骨伤科、五官科各科病症，还可以治疗部分传染病和杂病。因此，运用推拿治疗小儿疾病，已经取得了令人满意的效果。

　　从孩子自身身体发展的需要上看，由于小儿生长发育的特点与成人相比有很大的差异，因此，小儿推拿从根本上有别于成人按摩。本书以小儿推拿手法、穴位和常见病症为重点，简要介绍了小儿推拿疗法，供广大读者参考。

为了尽可能清晰明白地向父母们介绍有关儿童经络以及小儿推拿的操作，我力求用简洁易懂的文字和直观形象的图片介绍推拿操作的每一个步骤，让父母们能够图文结合地学习，更准确地应用推拿法。希望我的这本书能够帮助广大父母更好地养育自己的孩子，让更多的孩子和家庭从中受益。

在这里，我要提醒各位家长朋友，孩子生了病，首先要去医院确诊，然后在医生的指导下进行对症的治疗，千万不要简单地依据长辈或自己的经验自行治疗，以免耽误孩子的病情。学习科学有效的辅助治疗方法是正确的，但关键的确诊环节只能由医生来做。

陶冶

目录

第一章 父母的双手，守护孩子健康

第二章 孩子身上的关键穴位及使用手法

第三章　小儿五官疾病推拿法

第四章　小儿呼吸系统疾病推拿法

第五章　小儿消化系统疾病推拿法

第六章　小儿皮肤病推拿法

第七章　其他疾病推拿法

第八章 提高孩子抵抗力的推拿法

附录一 儿童标准经络穴位图
附录二 小儿常用推拿穴位

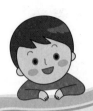

第一章
父母的双手，守护孩子健康

都说小儿推拿好学好做，对孩子的健康有益。可是，小儿推拿到底好在哪里？又有哪些科学知识做依据？父母们学习小儿推拿应该注意什么？这些问题，本章将一一为您解答。

经络推拿可以护佑孩子一生健康

父母都害怕孩子生病，孩子一旦生病，全家都忙成一团，跑医院、排队挂号、做一系列检查、买药吃药，看着孩子小小年纪就遭受折磨，大人又心疼又着急。我亲戚的小女儿三岁多，天生体质较差，比一般小孩子更爱感冒。虽说感冒不是什么大病，但亲戚每次带她去医院都要折腾一遍，病情能控制住，但她的体质却不见好转，抵抗力还是很差。我跟她的父母说："药能治病但也有副作用，如果想孩子的身体健壮，就要在平时下功夫。平时给孩子捏捏脊、做做按摩，慢调慢养，孩子的身体会好起来的。"

这些话不只是对他们夫妻说的，也是对各位父母说的。孩子生病，做父母的不能只是把孩子送到医院交给医生处理，自己平时也应该学习一些保健知识，这样才能在孩子生病后不手忙脚乱。平时如果常用小儿推拿的方法给孩子做保健，就会增强孩子的免疫力，也会让孩子少生病。

通过经络推拿来激发孩子身体的抵抗力，用最温和的方式强健孩子的身体，是最好的防病治病的方法。小儿推拿法很好上手，简便易学，哪怕是没有任何中医基础的父母，只要在专业医师的指导下练习几遍就可以立刻操作。不管孩子哪里不舒服，我们都可以找到对应的经络进行推拿。例如，孩子肝火旺，我们可以给孩子清肝经；孩子咳嗽，我们可以给孩子清肺经；孩子不好好吃饭，食欲差，我们可以给孩子补脾经……很多症状和疾病都可以通过按摩相应的经络穴位来缓解和治疗。对于父母来说，自己学习经络推拿，对守护孩子的健康大有裨益。

每天推拿几分钟，可以激发孩子的免疫力

我身边有不少父母已经开始学习小儿推拿，并从中获益。推拿不仅可以帮助儿童提高免疫力，还有益智、助长的作用，这对于正在长身体的孩子来说十分有益。对于一些孩子常见的小病，推拿也可以达到治愈效果，让孩子无须再忍受打针吃药的痛苦。

孩子的身体状况有先天的因素，但最重要的还是后天的调养护理。如果孩子经常感冒、咳嗽，多半是正气不足，那么，在调养的过程中，就要注意提升正气，使邪气没有机会侵袭人体，这样生病的概率就会大大降低。由此不难看出，正气对人体非常重要。这里所说的正气可以理解为免疫力。

小儿推拿可以有效激发免疫力是经过了祖国医学千百年的实践验证的。中医认为，人体是一个有机的整体，在生理与病理上相互影响，而人体自身的生理功能和病理变化也存在着有机的联系，都是通过经络的联络作用实现的。经络联系脏腑，沟通内外，将人体的脏

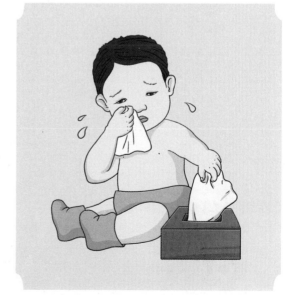

腑器官、皮肉筋骨组成一个整体。而推拿正是通过激发经络系统，使其发挥联络调节作用，调动机体抗病能力，使机体的功能恢复正常，从而达到抗病护体的目的的。

　　父母如果学会了推拿手法，那么每天只用花很少的时间就可以帮助孩子的身体进行新陈代谢，使孩子的机体正气充盈，从而有足够的抵抗力去防御疾病。

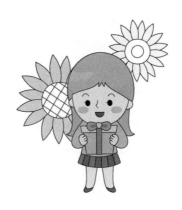

推拿前要了解的原则

有不少家长都曾说过这样的话：推拿确实对孩子的健康有好处，但孩子调皮，不会好好配合。而且，自己给孩子推拿的时候手都感觉有些酸麻，皮肤娇嫩的孩子就更加受不了了。每每遇到这种问题时，我总会依据临床经验给出解释，这很可能是因为在推拿前没有详细地了解原则，也没有借助好的介质。

小儿推拿的原则有五点，较为简单易懂。

第一，推拿手法要"轻、快、柔、稳"。无论是力度还是频率都要缓慢变化，不能忽快忽慢、忽轻忽重。这个原则不仅确保了推拿的效果，而且更容易让孩子接受。在推拿过程中，孩子活泼好动可能会影响操作，这时操作者就要注意力度的适中和操作的稳定性。可以说，恰当的力度是小儿推拿很重要的一点。像给大人做推拿那样用力，往往达不到预期效果。推拿时，一般可保持每分钟200~300次的频率，但是不必过分拘泥于此。

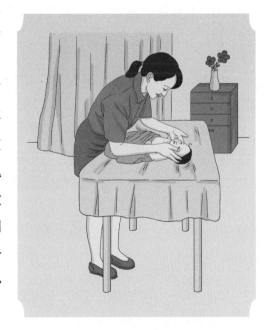

第二，遵循从上到下的原则，先头面后上肢，然后是胸腹腰背，最后是下肢。一般上肢穴位只做左手，不分男女。从手法的轻重上来说，轻手法的优先操作，较重手法的后做，这样孩子就比较容易接受。

第三，推拿时要用一些按摩介质，这样孩子会感觉更舒服也更乐意配合。家中比较常见的介质有爽身粉、痱子粉、幼儿按摩乳等，在选择介质的时候，刺激性越小越好，退烧的推拿可用清水。

第四，小儿推拿一般适用于0~6岁的孩子，尤其是3岁以内的孩子，效果更为突出。对6~12岁的孩子也有一定的效果，但需要配合十四经的穴位，这和孩子的脏器、经络的发育都有关系。一般来说，当孩子长成为少年以后就不太适合小儿推拿了。

第五，推拿时间单次最好掌握在10~20分钟，这样操作起来大人和孩子都不会太累。也许不少父母都会觉得既然效果好就加量做，但事实上，只有适度的推拿才是真正对孩子好。一次做不好，可以分次做，等孩子睡着了也可以操作。不过在孩子饥饿或者刚吃饱时，不宜做推拿。

第六，一般头面部穴位推拿为30~50次，捏脊3~5遍，摩腹3~5分钟，其他穴位的推拿一般100~200次。随着孩子年龄的增长，次数和时间也要相应增加。

第七，一般10次为一个疗程，疗程之间可以间隔数日。家庭保健可以隔日一次或一周1~2次。

另外，在安静的环境下进行推拿是最好的，这样更利于孩子快速进入状态，提高配合度。给孩子推拿时，操作者手要温暖，手上不要戴任何饰物，指甲要剪短、修光滑，以免损伤宝宝皮肤。

用双手给孩子治病——小儿推拿基本手法

简单地说，小儿推拿手法可以归纳为：一推、二拿、三揉、四按、五运、六摩、七捏、八掐八种手法。

一、推

推法是以拇指或食指、中指两指指腹在体表某部位或穴位上沿一定方向移动的一种方法。推法又分为直推、拇指分推、多指掌分推、旋推四种，前两种比较常用。

直推是用拇指或食指、中指两指指腹沿直线向前推动；拇指分推法是用两手拇指为主要着力指，对称地放在选定部位，然后双手拇指自中点向左右两侧分别推动；多指掌分推是以两手多指或两手掌对称地放在选定的

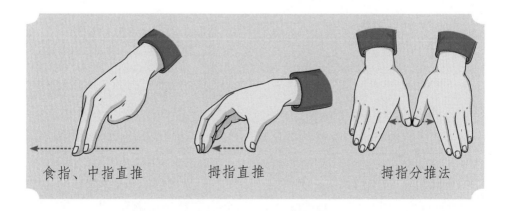

食指、中指直推　　　　　拇指直推　　　　　　拇指分推法

部位上，用力向两侧推。旋推是以右手拇指指腹放在一定部位上，进行圆弧形或环形推动。推法广泛应用于小儿感冒、发热、腹泻、腹痛、消化不良、遗尿等疾病的推拿治疗中。

二、拿

用拇指与多指或多指与掌根在一定部位上对捏，相对用力捏住提起的过程，称为拿法。拿法可以分为：指拿、握拿、弹筋拿。

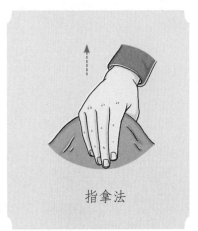

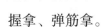
指拿法

指拿法是用拇指与多指在一定穴位上相对用力捏住提起的过程，该法多在具体穴位或部位较小之处操作；握拿法是用多指与掌根在一定部位上相对用力捏住提起的过程，该法多用于四肢、肩背部肌肉丰满的部位；弹筋拿法是用拇指与食指、中指两指拿定选用部位后，将指端嵌入肌肉和肌腱的边缘，适度用力向内或向外侧拨动的过程，该法多用于肌筋或韧带处。拿法在临床上常用来治疗小儿感冒、惊风、腹泻、发热、斜颈等疾病。

三、揉

用指腹、掌面紧贴小儿肌体某一部位做带动皮下肌肉的回旋揉动，称揉法。揉法又分为拇指揉、多指揉、鱼际揉、掌根揉几种。

拇指揉是用拇指指腹紧贴小儿肌表某一部位或穴位做旋转揉动动作，该法多用于穴位和较小的部位；多指揉法是用多指指腹紧贴于小儿肌表某一部位或穴位进行回旋揉动的动作；鱼际揉法是用大鱼际或小鱼际部按于

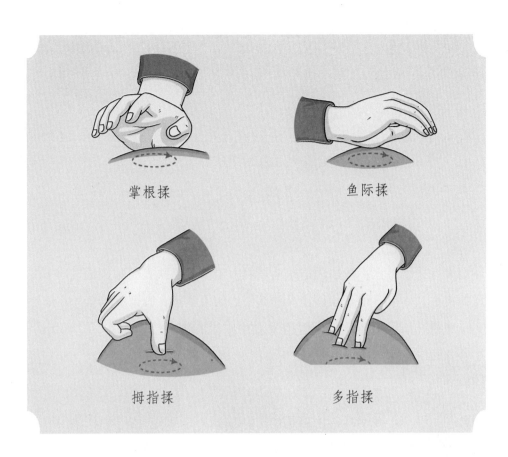

掌根揉　　　　　　　　　　鱼际揉

拇指揉　　　　　　　　　　多指揉

小儿肌体某一部位做旋转揉动的动作，该法多用于小儿肌表较凹陷的部位；掌根揉法是用掌根部按于小儿肌肤某一部位上做带动皮下肌肉的旋转揉动的动作，该法多用于面积较大部位，力度较大，持续时间较长。临床上常用揉法治疗小儿腹痛、腹泻、便秘、疳积、消化不良、斜颈以及外伤所引起的红肿疼痛。

四、按

用拇指指腹或手掌在孩子身体某一部位或穴位上逐渐用力向下垂直按压，且停留一定时间，称按法。按法分为指按和掌按两种。

指按法是用拇指指腹在所选定的穴位上施加适当的压力的方法，以力

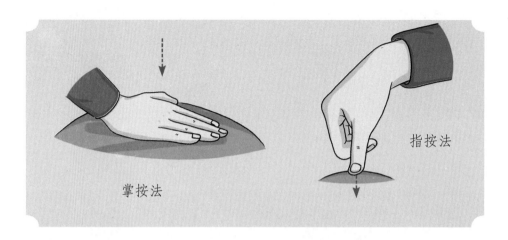

掌按法　　　　　　　　　　　　指按法

度稍大且持久为宜；掌按法是用手掌着力于孩子肌肤表面进行垂直向下按压的方法，一般适用于面积较大的部位，如腰背部、腹部等。家人在给小儿按摩时，肩、肘要放松，将力量集中在手指或手掌上逐渐用力深压。按法在临床上常用于治疗小儿发热、感冒、腹痛、腹泻、疳积、遗尿等疾病。

五、运

运法是用拇指或中指指腹在一定部位上做弧形或环形推动的一种操作方法，大致可分为拇指运法和中指运法两种。

拇指运法是用拇指指腹在小儿肌体的一定部位上做环形推动的方法；中指运法是用中指指腹在一定穴位上做弧形或环形推动的方法。运法在临床上常用来治疗小儿呕吐、腹泻、消化不良、便秘、发热、喘咳、水肿等疾病。

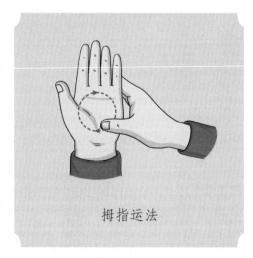

拇指运法

六、摩

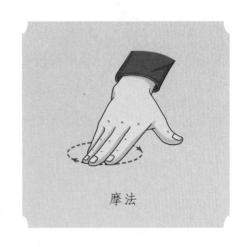

摩法

将指腹或手掌面附着于小儿肌体的一定部位上，以腕关节连同前臂沿顺时针或逆时针方向做环形移动摩擦，称摩法。摩法分为指摩法与掌摩法。

指摩法是用食指、中指、无名指指腹附着于一定的部位上，以腕关节为中心，连同掌指做节律性的环形移动；掌摩法是用手掌掌面附着于一定的部位上进行环形移动。该法多用于面积较大的部位，如腹部、胁肋部、腰背部等。

摩法以顺摩为补，逆摩为泻；掌摩为补，指摩为泻；缓摩为补，急摩为泻。摩动时，一般每分钟120~160次，要求"皮动肉不动"，所以父母在给孩子摩腹时，不要带动孩子的皮下组织。

该法在临床上常用来治疗小儿腹痛、呕吐、食积、支气管炎、哮喘、痢疾以及小儿外伤所致的局部疼痛等。

七、捏

拇指与食指或拇指与食指、中指两指相对用力地将孩子的肌肤捏起，自然向前捻捏移动，称捏法。这种方法多用于背部，故又称为捏脊法。该法既可用于治疗疾病，又可为小儿保健。捏法分为拇指、食指捏脊法和拇指、食指、中指捏脊法。

拇指、食指捏脊法是指拇指指腹与食指外侧缘相对用力地将孩子背肌皮肤捏起，且自然向前捻捏移动的方法；拇指、食指、中指捏脊法是以拇指在下，食指、中指两指在上相对用力地将孩子背肌皮肤捏起，自然向前

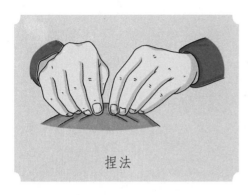

捏法

捻捏移动的方法。

我在多年的临床治疗中发现，给孩子捏脊能很好地调节孩子脏腑的生理功能，促进消化吸收，提高身体的抵抗能力。捏脊在临床上常用来治疗小儿消化不良、体质虚弱、腹泻、腹痛、多汗症、先天发育不良等。

八、掐

掐，顾名思义是用指甲刺激穴位的一种操作方法，常见的有拇指掐和双指掐。

拇指掐是用拇指指甲在孩子经穴上施以重刺激的手法；双指掐是用拇指与食指指甲相对用力、重刺激某些对称性的穴位的手法，该法多用于对称性的穴位上。临床上常用掐法来治疗小儿惊风、高热抽搐、昏迷不醒等。

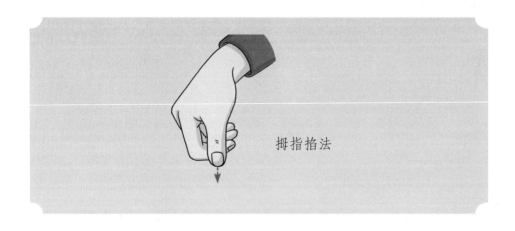

拇指掐法

小儿推拿是家长和孩子的一种交心方式

父母是最能给孩子带来安全感的人，孩子因恐惧不安、身体不适等原因哭闹不止时，父母的一个拥抱就能让孩子舒服不少，这就是孩子在父母身边有安全感的表现。所以，父母亲自给孩子做推拿按摩再好不过了。

从专业的角度来讲，父母的推拿功力虽然无法与专业推拿医生相提并论，但对孩子来说，内在的情感交流所产生的治愈效果是任何医生都无法替代的。

父母与孩子的交流不是从孩子咿呀学语开始的，而是早在这之前就开始了，甚至是从你第一次拥抱他（她）开始的。虽然孩子还不会表达，但无论你是轻声细语还是竖起眉毛声色俱厉，他们都能感受得到。如果发现孩子老是在床上翻身，睡不着，就不妨哄他躺好，给他做做推拿，经络疏通了，精神会松弛下来，很快就能进入梦乡。

捏脊是非常有效的小儿推拿方式，如果是专业的医生推拿，遇上不配合的孩子，小身体动来动去，就真是无从下手。不过如果是妈妈推拿，那孩子的表现就不一样了，妈妈可以一边轻抚孩子，一边捏脊，即使有些许的痛感，孩子

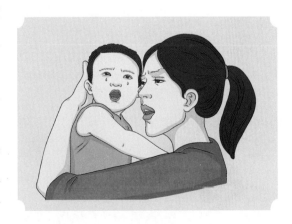

一般也不会大声哭闹。因为孩子知道是妈妈在给自己做推拿，内心是放松的状态。可以说，推拿的过程也是家长和孩子交心的过程。

医者仁心。我不但希望我的患者都能有健康的身体，而且希望所有的父母和孩子都健康快乐。我在这里强烈呼吁，每位父母都要用心学习小儿推拿，行动起来，有病治病，无病健体，何乐而不为呢？

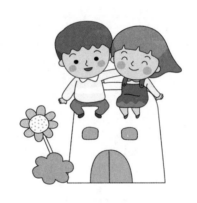

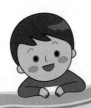

第二章
孩子身上的关键穴位及使用手法

　　学习了小儿推拿，你会发现孩子身上的穴位不再是一个个毫无意义的空白点，而是一个又一个有血肉、懂病理的健康顾问。我们对每一个保健穴位的了解和使用都与孩子的健康密切相关，这其中的关键穴位及使用手法更是应当首先了解的。

开天门——安神镇惊

你的孩子喜欢动来动去，而且容易焦躁不安吗？你的孩子晚上该睡觉的时候睡不着，白天刚睡醒也蔫蔫的没有精神吗？这多半是由孩子受惊或精神紧张造成的，同时，也是精气不足的表现。

中医认为，天门穴是元气出入的门户。开天门有助于人体吸收天地之间的灵气，以此来滋补精气。所以，中医推拿里的"开天门"可以帮助孩子安神镇惊。

天门穴又名攒竹穴，攒竹这个名字看起来很有诗意，意思是说膀胱经的湿冷水气在这里吸热上行，水气量较小，就像扎了一捆小竹竿一样。攒竹穴可以过滤掉身体下方传来的水湿之气，所以经常按摩这里有助于疏肝理气，缓解眼部和头面部疲劳，促进血液循环。

开天门要怎样操作呢？首先要找对天门的位置，然后才能对症下手。医学典籍中这样记载："先从眉心向额上，推二十四数，谓之开天门。"简单地说，天门位于额头正中线上。推时用双手拇指由两眉头之间交替向上直推到额头上的发际处，动作由轻到重，每次推30～50次，以额头皮肤微微发红为度。

在这个推拿的过程中，孩子会感觉特别舒服，推一会儿，孩子就会安静下来甚至进入梦乡。这说明孩子的精气神儿正在逐渐找回来，他（她）的身心也逐渐放松下来，不再焦躁不安了。父母可以选择在孩子临睡时边讲故事边给孩子做推拿，让孩子在一个愉悦、舒心的状态下入睡，孩子的

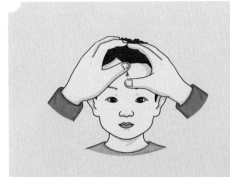

开天门

家长用双手拇指自孩子两眉头之间，交替向上直推到额头上的发际处。

身体也会越来越健康。

开天门时，孩子的姿势基本以孩子感觉舒适且家长方便操作为好。如果孩子的面部有磕伤、碰伤，最好等孩子伤愈后再做推拿。

通过临床观察和研究，我们发现推拿天门穴配合其他穴位对治疗孩子的外感发热、头痛、精神萎靡等症很有效。而且，"开天门"并不是幼儿专用，成人推拿此穴也会感觉轻松、舒服，而且还能使头面部气血通畅，大脑血液循环加快，这对脑力劳动者来说是非常可行的保健妙法。

推坎宫——护卫孩子的眼睛

　　小孩子的眼睛是很脆弱的，父母尤其要多花心思关注。如果你发现孩子经常用手揉眼睛，或者频繁地眨眼睛，一定要仔细看看孩子的眼睛是否有异样，以免忽视了细菌侵害和早期的眼部炎症。如果孩子说眼睛不舒服但查看后又没有发现什么明显异样，又或者只是较为轻微的症状，说明孩子用眼过度，视疲劳了，此时不妨用推拿方法来防治眼病，而坎宫穴正是护卫孩子眼睛健康的关键穴位。

　　坎宫，自眉头起沿眉向眉梢成一横线。用两拇指桡侧自眉心向眉梢做分推，称推坎宫或分推坎宫。操作时先用两拇指指端分别轻按一下鱼腰穴，再自眉头起向眉梢做分推。一般操作30~50次。推的速度要慢，力度要小。

　　因为推坎宫有发汗解表、醒脑明目、止头痛的作用，所以临床上常被

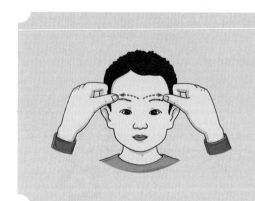

推坎宫

家长用两拇指桡侧自孩子眉心向眉梢做分推。

用来治疗小儿发烧、头痛、目痛、惊风等症。不同的病症配合不同的关键穴位按摩，效果更好。比如发热、头痛时，推坎宫的同时也可以开天门、运太阳；眼睛疼、目涩时，在推坎宫的同时要兼掐揉小天心、清天河水。此外，推拿坎宫还可以缓解炎症，比如孩子眼睛发炎时就可以用此法缓解。

从临床上看，孩子们的眼部疾病多半是孩子自己卫生意识差导致的。细菌侵害到眼睛，慢慢形成炎症，这是一个缓慢而又渐变的过程。孩子一开始没有什么感觉，即使稍有难受也说不清楚，时间一长病情就越来越严重了。当父母发现孩子眼睛的不正常状况再带孩子就医时，孩子往往已经角膜带状变形，或者得了虹膜炎。

如果父母懂得小儿推拿，就可以避免这种情况的发生。平时抽出一点儿时间，给孩子推推坎宫穴，就可以在眼疾的初期把病情控制住。尤其是在天气干燥、风沙较多的日子里，要是发现孩子的眼睛红红的，就应该给他推坎宫，这样及时地进行早期治疗会有显著的效果。此外，推拿坎宫穴还可以预防眼睛虹膜炎，治疗孩子外感发热、惊风、头痛等病症。

最后要提醒一点，刚出生的婴儿以及3岁以下的幼儿，视力、听觉、神经反射等各方面都比较迟钝，眼睛发育尚不完善，对强光、细菌等刺激都很敏感，所以不宜去电影院看电影，也不适合戴泳镜游泳、潜水等。经常给孩子推拿坎宫穴可以帮助孩子预防眼部疾病，为孩子的眼睛筑起一道无形的健康防护墙。

运太阳——孩子感冒的天敌

我刚参加工作不久，遇到这样一名患儿。她是个两岁的小姑娘，我见到她时，她在不停地打喷嚏，精神状态也不好，趴在妈妈怀里蔫蔫的。她的妈妈告诉我，这孩子三天两头感冒，半年时间里一直断断续续，一会儿好点，一会儿又加重，太让人揪心了。因为怕给孩子吃太多药影响智力发育，所以她特意带孩子来看中医，看有没有其他办法。问诊后，我可以确定孩子是风寒感冒，孩子精神状态不好，体质较弱，年纪又小，确实不宜再过多地用药物治疗。所以，我要求孩子的母亲每天早晚坚持为孩子运太阳穴，坚持早晨陪孩子做适度的运动，并配合健康均衡的饮食。半个月后，孩子的感冒无药自愈。其实道理很简单，推拿帮孩子激发了自身的抵抗力。

为什么选择太阳穴？先让我们一起来了解一下太阳穴。太阳穴位于眉毛末端与眼睛末端的连线中点向后一指宽的凹陷处，头两侧对称各有一个。成年人太阳穴胀痛多半是由于疲劳，而孩子却大多是因为感冒。按摩太阳穴是给大脑做良性的刺激，能够消除疲劳，止痛醒脑。

小儿推拿里的运太阳穴，指的是用两个大拇指揉按该穴，也称揉太阳。向眼方向揉为补，向耳方向揉为泻。具体选择哪种推法要根据医生的确诊结果再定，切忌自作主张。

按摩太阳穴时，可以让孩子坐着，年纪过小的孩子可以仰面躺着，脊

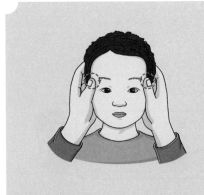

运太阳

家长用两个大拇指揉按孩子太阳穴。

背挺直即可。操作者可以先将手掌搓热，将双手大拇指指腹贴于太阳穴，其余四指微屈，轻抵头两侧，拇指稍稍用力，按照补或者泻的方向，按揉一分钟。再稍微加大力度，这时孩子会微感疼痛，但是可以忍受，继续揉按一分钟。每日坚持会有明显效果。

太阳穴作为人体的重要穴位，应当享受每日保健的待遇。除了预防感冒外，运太阳还可以治疗惊风、头痛、目赤等症。所以，不光是孩子，我们每个人都可以时常按揉太阳穴来预防疾病，提神醒脑。

揉耳后高骨——缓解小儿头痛

引起小儿头痛的原因有很多，可能是感冒发烧引起的头痛，也可能是脑膜炎或头部其他器官出现问题引发的，还有可能只是不良情绪的生理反应。但无论是哪一种，都会严重影响孩子的身心健康。

一旦发生小儿头痛，首先要到医院确诊。一般来说，小儿头痛都是良性头痛，完全可以通过科学的推拿方法预防和治疗。在小儿推拿法中，缓解小儿头痛的部位是耳后高骨。在我们两只耳朵后面入发际的高处，有骨头凸起的位置，顺着耳根呈半弧形，就是耳后高骨。

揉耳后高骨是用拇指揉耳后高骨下凹陷点，或用两手拇指分别推运耳后高骨处，连续揉50~100次，可有疏风解表、止头痛、安神除烦、防治惊风等功效。而且，揉耳后高骨为小儿治疗外感四大手法之一，常与其余三

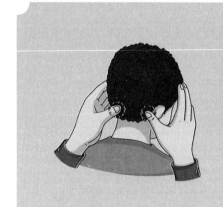

揉耳后高骨

家长用拇指揉孩子耳后高骨下凹陷点，或用两手拇指分别推运耳后高骨处。

法（开天门、推坎宫、运太阳）合用。揉耳后高骨是通过对特定部位及穴位的良性刺激，使小儿身体经络畅通，从而达到调节神经、缓解疼痛的作用的。

需要提醒家长的是，揉耳后高骨并不能完全替代药物治疗。而且，孩子发病迅速，病情易变化，家长应密切关注孩子的状况，必要时及时就医。如果孩子在头痛的同时还伴有呕吐、高烧、脖子僵硬、畏光等现象，必须格外留心，需要配合医生做进一步的检查，以排除恶性头痛（脑炎、脑瘤引发）的可能。

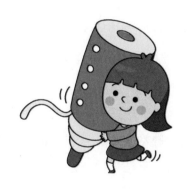

推脾经——让孩子爱上吃饭

父母都特别担心孩子的吃饭问题，担心孩子吃不好会影响长身体。曾经有一对年轻的父母带着孩子来找我，向我抱怨说："我家孩子不好好吃饭，没有同龄的孩子身体好，而且老是没什么精气神，还时常拉肚子，真是让人着急啊。"我检查后发现并无大碍，只是常见的脾不足，于是就建议他们平时多给孩子推推脾经。两个月之后，孩子已经吃得香、睡得好了，而且脸色也好了很多。

科学的饮食是确保孩子长好身体的关键，但脾胃却是负责消化吸收的重要器官。与胃相比，脾常常不被重视，甚至不少父母认为，鸡鸭鱼肉、大吃大喝就是对孩子好，可结果往往是让孩子的脾受到伤害。

如果发现孩子挑食、积食、厌食或一吃凉东西就拉肚子，就说明孩子的脾脏功能虚弱。如果脾脏的功能正常，孩子全年就会少生病，甚至不生病。因此，如果能把孩子的脾脏调养好，孩子生病的概率就会大大降低，而小儿推拿中的推脾经就是为孩子的健康修筑的一道防线。

脾经在拇指的螺纹面，推脾经的操作较为简单。补脾经时，可用左手握住孩子的手，同时用拇指、食指两指捏住孩子的拇指，使之微屈，再用右手拇指在螺纹面旋推，也可以微屈孩子的拇指，沿着拇指桡侧面从指尖推到指根。若将孩子拇指伸直，自拇指尖沿着螺纹面向指根方向直推（与补脾经的位置不同），则谓"清脾经"。但是，小孩子的脾常常不足，所以最好多用补法，少用清法。小儿脾脏虚弱的时候，多会表现为消瘦或者过胖、脸色发青或土黄色、厌食、大便次数多、拉肚子或者便秘等。这时候，就可以对孩子用"补脾经"的方法进行推拿。当然，如果孩子出现积食等情况，也可以适当地清清脾经。

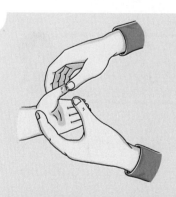

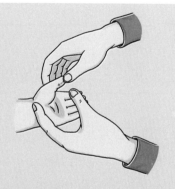

补脾经
家长用拇指在孩子的拇指末节螺纹面旋推。或者沿着拇指桡侧面，从指尖推到指根。

清脾经
家长用拇指自孩子的拇指尖沿着螺纹面向指根方向直推（只做第一指节）。

补大肠经——腹泻时的关键一招

　　小儿腹泻很常见，而且，年纪越小越容易发病。俗话说："好汉扛不住三泡稀。"所以，与其他小儿常见病相比，小儿腹泻更让父母担心，很多父母在孩子腹泻的时候赶紧给孩子吃止泻药。事实上，胡乱给孩子用药，有时反而会产生不良效果，甚至延误病情。

　　其实，针对腹泻这样的常见病症，祖国医学早有良方。小儿推拿中的补大肠经就是其中之一。

　　大肠经在食指桡侧缘，自指尖至虎口成一直线。从食指指尖直线推动向虎口为补，称补大肠经；自虎口直线推动向食指指尖的外侧为泻，称清

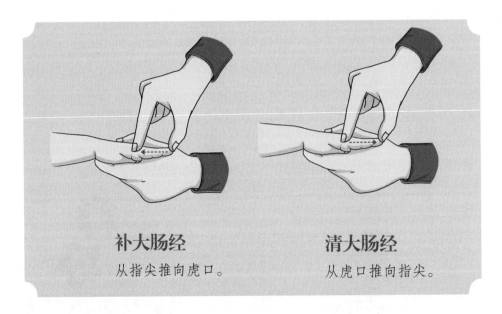

补大肠经
从指尖推向虎口。

清大肠经
从虎口推向指尖。

大肠经。两者统称推大肠，每天补大肠经300次可协助治疗孩子的腹泻、脱肛、痢疾等病症。

此法也是古方，得到过历代医家的推崇。清代徐谦光的《推拿三字经》中就有"若泻痢，推大肠，一穴愈，来往忙"的说法。从治疗医理上来说，推食指外缘之所以可以调治腹泻，主要是因为这个部位为手阳明大肠经的循行之处。推这个部位，可以疏通大肠经的经脉，当大肠经脉通畅的时候，气血运行也会比较顺畅，大肠的功能就会正常，腹泻自然会停止。当然，如果孩子便秘，也可以反过来，从虎口推到食指的指端，这就是前面说的"清大肠经"。

这里需要格外注意的是，与其他病症相比，小儿腹泻会造成孩子体内的水液快速流失，导致孩子脱水。因此，在推拿治疗的同时要注意给孩子补水。考虑到推拿时肠道正处于敏感状态，最好给孩子喝温热的白开水。同时，孩子病情稳定下来后的第一餐也要注意，以好消化的米汤、米糊、粥品之类为宜。还应注意孩子近期的饮食卫生，做好预后是防止腹泻反复的有效方法。而且，肠胃健康是需要慢养慢调的，即使通过有效的推拿治疗，孩子不再腹泻了，也不能放松对孩子肠胃的调养。

补肾经——促进孩子生长发育

父母们都希望自己的孩子长得高、身体棒。对于这样的愿望，补肾经是个很好的办法。

肾被中医称为人体的"先天之本"，主生长发育和生殖。有的孩子从小体质就不好，经常生病，这其实就是先天肾精不足的表现。平时多给孩子补肾经，能够帮助孩子肾精充盈，促进孩子的生长发育，让孩子的身体更强健。

如何给孩子补肾经呢？

首先要找准肾经的位置，它就在手掌小指的螺纹面。将孩子小指伸

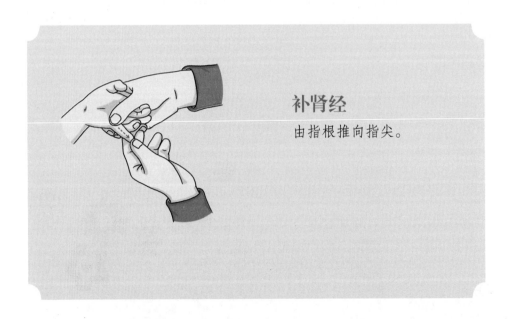

补肾经

由指根推向指尖。

直，由指根推向指尖为补，称为补肾经，具有壮命门之火、固涩下元的
作用。

　　冬季孩子容易尿床，除了帮助孩子养成定时排尿的习惯外，平时也可
以通过补肾经进行改善，每次操作100~200次为宜。有些三四岁的孩子除
了晚上尿床，白天也会经常尿湿裤子，这多是肾气不固、膀胱有失制约所
致，可以以补肾经为主，配合涌泉贴敷止遗散进行治疗。如果症状严重，
就应尽早就医。

　　最后提醒各位父母，对于3岁以上的孩子，除了科学有效地推拿治疗
外，还应当配合合理的饮食，这样才会有更好的效果。比如，在为孩子配
餐时可以加入黑米、山药、栗子等食物，既有良好的口感又能满足孩子对
营养的需求。

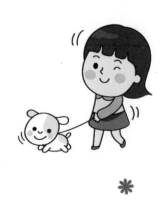

清天河水——孩子发烧时的推拿手法

孩子出汗时，如果受到寒冷空气的侵袭，就很容易感冒、发烧。这时，很多家长的第一反应就是给孩子吃药，有时甚至会因为医生没给开退烧药而大发雷霆。

其实，小儿发烧是一种正常的免疫反应，它有助于白细胞抵抗细菌毒素，所以动不动就用药的做法很不正确，这样会降低孩子的抵抗能力。与其吃药，不如先给孩子清天河水，激发他身体的抗病能力。一直推到孩子手臂微微发红，有浅浅的汗渍渗出更好（不必强求此效果），感冒发烧也就好了一大半了。

天河水的位置在孩子前臂正中，自腕横纹至肘横纹成一直线。操作

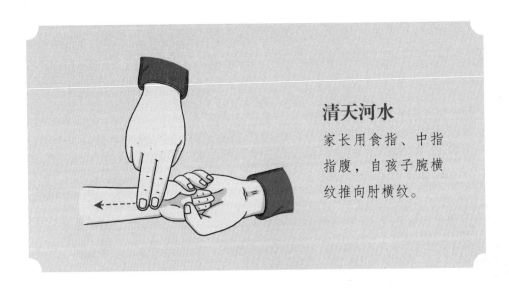

清天河水
家长用食指、中指指腹，自孩子腕横纹推向肘横纹。

时，父母用大拇指或食指、中指指腹从腕横纹推向肘横纹，称清天河水。清天河水能清热解表，泻火除烦。

但是当孩子发烧同时出现手脚冰冷、腹痛、腹泻、四肢无力等虚寒症状时，就需要加上推三关了。三关位置在孩子前臂桡侧，自腕横纹至肘横纹成一直线。操作时，父母用大拇指或食指、中指指腹从腕推向肘，称推三关。推三关能补气行气，温阳散寒，发汗解表。当然，推三关是有使用限制的，比如对非虚寒病症就要慎用或禁用。发烧手脚也热的就不要做推三关了。

除此之外，退烧推拿还需要及时，发热初期就做效果更好。还需注意的是，退烧不是一蹴而就的，做了小儿推拿，热势降下来了，过一段时间又会高热，小儿推拿需要反复操作，这样热势才会逐渐褪去，最终彻底退烧。因此，退烧最主要的是将体温控制在38.5℃以内，逐渐退烧，比一下子退热对孩子的免疫系统发育更有利。

对于不同年龄的孩子，退热推拿的次数也有不同。一般说来，两岁及以下的孩子推300下。年龄越大，操作次数越多。

孩子不同于大人，他们起病急，病情变化快。为了不耽误孩子的病情，及时治疗非常关键。同时，我建议3岁以下的小儿遇到高烧不退时要及时到医院进行诊治。

退六腑——孩子高烧时的"退烧药"

　　同一种病症有不同的治疗方案。对于发热，除了清天河水外，退六腑也是一种常见的治疗方法。清天河水与退六腑如果能组合运用，效用就会更好。

　　退六腑其实就是通过疏通腑气给身体降火。中医讲脏腑，脏与腑相互协作，五脏藏精，六腑出纳转输，才能阴阳平衡。其中六腑以通为顺。腑气不通往往是发病的根源。所以，只要小儿发热是肠胃实热引发的病症，退六腑就一定会有效果。

　　那怎样辨别是否属于肠胃实热型的高烧呢？这类实热症的具体表

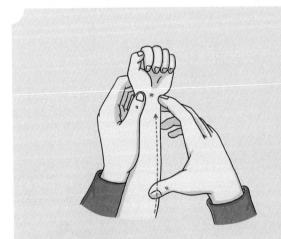

退六腑

家长用拇指指腹或食指、中指指腹自孩子肘横纹推向腕横纹。

现为大便秘结、口渴心烦、高热大汗、腹中胀满、狂躁、舌苔黄厚、脉沉有力、咽喉肿痛等。如果有其中一个或几个症状，基本就可以做出结论了。

退六腑的具体操作也比较简单。六腑的位置在前臂尺侧缘，腕横纹至肘部成一直线。操作时，用左手握孩子的胳膊，用另一手拇指指腹或食指、中指指腹自肘横纹推向腕横纹，操作300次为宜。此法有清热、凉血、解毒的功效，主治高热、烦渴、惊风、咽痛、大便秘结干燥等实热病。

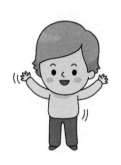

捣小天心——家有"夜啼郎"的必学技能

夜啼是小儿常见病，是指小儿经常彻夜啼哭，不休不眠，多见于未满周岁的婴儿。白天时婴儿表现正常，但一到晚上就啼哭不止，也有少数是一开始还能安静，然后到了某时段就开始啼哭。

此病多是婴儿神气不足、心气怯弱所致，容易被细微的声音吓到。婴儿无法用语言来表达自身不适，只能以哭泣的方式传达出来。

邻居家的婴儿就有夜晚啼哭的毛病，天天晚上睡不好。经过问诊和观察，我发现婴儿的精神状态还好，初步可以确定这种情况为夜啼症状。考虑到孩子还很小，不适宜药物治疗，我就推荐了捣小天心的推拿方法。

小天心是所有经络出入的总大门，位于手掌根部的中心，大小鱼际中

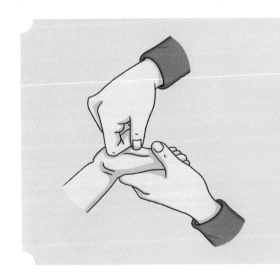

捣小天心

家长用中指指腹或者食指的第一指节做有节奏的叩击。

间的下陷处。捣小天心可用中指指腹或者食指的第一指节做有节奏的叩击。这个穴位主要用于神经系统的调节，该穴具有畅通经络、通窍散结、安神镇惊、清热利尿、明目等作用，可以用来治疗感冒发热、烦躁不安、惊风、抽搐、夜啼、眼疾、小便不利等症。

另外，如果小儿在冬季睡眠质量差，也可揉掐小天心。父母将拇指或中指的指腹置于小天心做环状旋转揉动50次，用力要均匀，动作要协调有节律；接着用拇指的指端掐小天心3~5次，用力要稳、准，力度稍大，但要注意防止刺破皮肤。

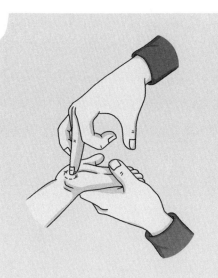

揉小天心

家长将拇指或中指的指腹置于孩子的小天心做环状旋转揉动。

掐小天心

家长用拇指的指端掐。

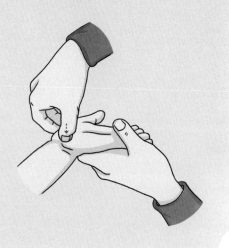

036 / 小病小痛一推就好——专家教你做小儿推拿

捏脊——给孩子一个好胃口

　　孩子脏腑娇嫩，消化吸收功能差，往往因为进食过量而发生"食滞"的现象，于是表现出不思饮食、腹痛、腹胀、嗳腐吞酸、恶心呕吐等症状。看着孩子胃口不佳，家长很是焦虑。那有没有一种不吃药不打针，还能帮助孩子调理脾胃的方法呢？当然有，那就是捏脊疗法。顾名思义，捏脊就是捏脊梁骨，通过对小儿脊柱两旁经络的按摩，达到调理阴阳、疏理经络、畅通血脉的目的。我们通常会用此方法治疗小儿食欲不振、营养不

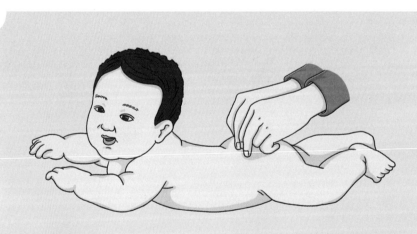

捏脊

家长用食指和拇指将皮肤轻轻捏住提起，沿脊柱上升，边捏边提，同时捻动手指向上推动。

良、消化功能紊乱等病症，而且治疗手法也简单易学。

捏脊的部位是脊柱，自大椎至长强成一直线。让孩子趴伏在大人身上，或是趴在床上，露出整个背部，操作者立在孩子身后，沿小儿脊柱两边，自下而上，由尾椎骨开始，用拇指和食指将皮肤轻轻捏住提起，沿脊柱上升，边捏边提，同时捻动手指向上推动，但不要松开皮肤，一直捏到颈部大椎穴处为止。

捏脊时经过了小儿的督脉及脊柱左右的足太阳膀胱经，这两条经脉能调五脏六腑、补脾胃。所以，捏脊能让孩子的脾胃健旺、饮食增加。同时，医书中说"四季脾旺不受邪"，这也意味着捏脊能提高孩子的免疫功能，对小儿疾病的治疗和预防都有一定的作用。

不过，捏脊时，要考虑孩子的年龄，孩子能够自行翻身、俯卧后才能进行捏脊，否则可能会扭伤孩子或者存在窒息的危险。另外，在给孩子捏脊的过程中，遇到气血阻塞严重，或者肌肉僵硬的地方，孩子会有疼痛感，从而抗拒捏脊。这时不要因为孩子的抗拒而放开捏住皮肤的手，但可以停下来，保持不动，让孩子缓解一下疼痛，然后再继续进行。同时，捏脊应该有所注意，比如父母的指甲一定要剪短、磨平，以免划伤孩子皮肤。在捏脊前，可先为孩子轻轻揉按脊背部位，让孩子放松，再给被捏的部位涂少许粉剂、润肤乳等介质。这样，既能减少捏脊的痛感，也容易让孩子接受。

这里需要家长们记住，捏脊疗法也有禁忌证，高热、惊厥的孩子，有外感类疾病以及背脊部皮肤有感染性损害的孩子都不适用此法。

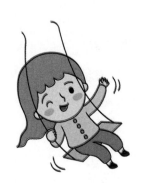

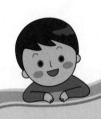

第三章
小儿五官疾病推拿法

小儿推拿可以有效预防近视、鼻炎、中耳炎等常见五官疾病，对孩子的身心健康十分有益。

鼻炎

鼻炎在生活中非常普遍，鼻塞、流清涕、鼻痒、喉部不适、咳嗽之类的症状，绝大多数都是由鼻炎引起的。虽然鼻炎不是致命的病，但却非常难缠，发作起来反反复复，很难根治。如果孩子经常鼻塞，运动出汗后鼻子又会变得通畅，静坐或遇冷时则鼻塞加重，鼻涕也不少，这时父母们就要考虑孩子是不是患上鼻炎了。过敏性鼻炎主要表现为鼻痒、爱打喷嚏，其他症状和鼻炎很像。

我曾接诊过这样一个小女孩，刚到学龄年纪就得了鼻炎。她一感冒就犯病，感冒好了鼻炎还不好，有黏鼻涕，还经常头痛，吃了很多治鼻炎的药都不管用。我就用推拿的方法给她治疗，治了1个月后明显好转。后来她的父母帮助她进行推拿，现在她的鼻炎再也没有复发过。不少类似的小儿病例都证明，传统推拿疗法对根治小儿鼻炎有显著效果，值得父母们学习。

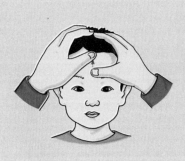

1.开天门100次。

定位：眉心至前发际成一直线。

操作：家长用双手拇指从孩子两眉头中间交替向上推，直推到额头上的发际处。

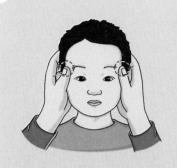

2.运太阳1分钟。

定位： 两侧眉梢与眼角延长线相交处，眉后凹陷处。

操作： 家长的两拇指指端在穴位上做弧形或者环形运转推动。

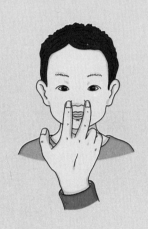

3.揉迎香穴2分钟。

定位： 鼻翼外缘，鼻唇沟凹陷中。

操作： 家长用食指和中指分别按揉孩子鼻翼两侧的迎香穴。

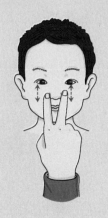

4.擦鼻翼50~100次。

定位： 鼻翼。

操作： 家长用食指和中指夹住孩子的鼻翼，上下搓擦，有温热感最好。

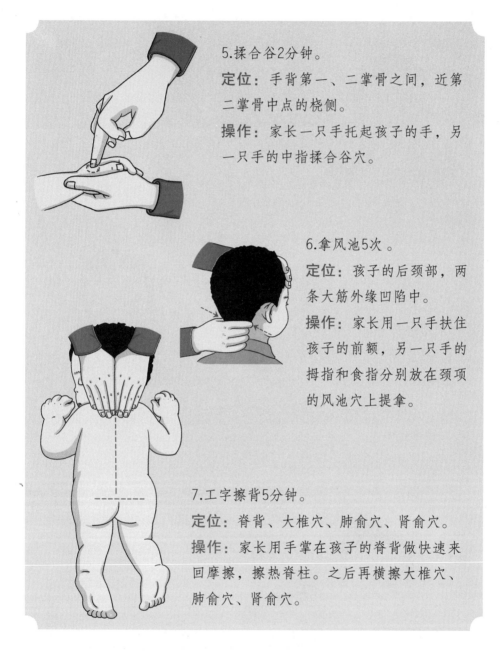

5.揉合谷2分钟。

定位： 手背第一、二掌骨之间，近第二掌骨中点的桡侧。

操作： 家长一只手托起孩子的手，另一只手的中指揉合谷穴。

6.拿风池5次。

定位： 孩子的后颈部，两条大筋外缘凹陷中。

操作： 家长用一只手扶住孩子的前额，另一只手的拇指和食指分别放在颈项的风池穴上提拿。

7.工字擦背5分钟。

定位： 脊背、大椎穴、肺俞穴、肾俞穴。

操作： 家长用手掌在孩子的脊背做快速来回摩擦，擦热脊柱。之后再横擦大椎穴、肺俞穴、肾俞穴。

对孩子来说，治好鼻炎只是第一步。痊愈之后，在今后的生活中首先要预防感冒，因为感冒与鼻炎常常是如影随形的。此外，要避免孩子吸入刺激性的气体、粉尘、烟雾等；在饮食方面则以清淡易消化的食物为主。

口腔溃疡

孩子得了口腔溃疡，创面虽不大，但疼痛难忍，影响进食。不少父母会给孩子使用易可贴、牛黄解毒片等常见药物进行治疗，但这些做法往往收效甚微，如果嘴里同时生几个溃疡就更无济于事了。

一般遇到这样的情况，先要仔细观察孩子嘴里溃疡的症状。如果口腔内的溃疡面鲜红微肿、灼热疼痛，同时伴随有大便干燥、小便赤黄、舌质红绛等症状，基本可以判定为实证；如果有多个淡黄色或白色的小溃疡面，边缘有红晕，孩子一张嘴还能闻到口臭，舌苔很少，脸蛋又很红，基本可以断定病因是虚火。虚火应该以滋阴为主，不应该只是清火，所以解毒清热的药物效果微弱。如果改用小儿推拿的手法来治疗，效果就很好，孩子的溃疡几天就能下去，而且很少复发。

具体的操作如下：

1.揉劳宫100～300次。

定位：在掌心中央，握拳屈指时中指、无名指的指端所处中间位置。

操作：家长用中指指腹在孩子劳宫穴上旋转揉动。

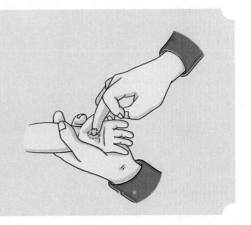

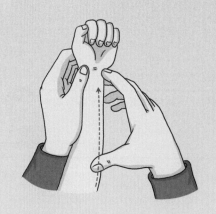

2.退六腑100~300次。

定位：在前臂尺侧，自肘关节至腕横纹成一条直线。

操作：家长用拇指指腹或食指、中指指腹自孩子肘横纹推向腕横纹。

3.揉掌小横纹100~300次。

定位：掌面小指根下，尺侧掌纹头。

操作：家长用拇指按揉掌小横纹。

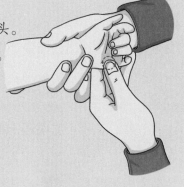

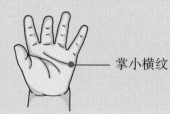

—— 掌小横纹

4.揉足三里1~3分钟。

定位：小腿外膝眼下四横指（孩子的手），胫骨外侧约一横指处。

操作：孩子双腿微屈，父母用拇指指腹在孩子足三里处按揉。

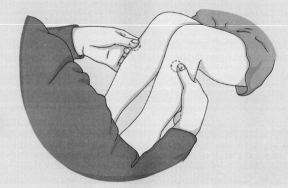

以上动作在操作时，建议父母使用蛋清作为柔和介质，用力要轻缓，频率也不要太快。而且，即使已经治愈了口腔溃疡，家长也要坚持给孩子再推拿至少半个月，以巩固疗效。

　　在治疗实火症状时，则需要加大力度，操作时频率更快一些，这样起效才能更快，效果也会更好。

　　口腔溃疡病多发于不注意口腔卫生、营养不良的小孩子身上，所以父母务必要多留意孩子的口腔卫生和饮食营养，不要给孩子吃过热、过冷、过硬及刺激性的食物。饭后还要提醒孩子及时漱口，如果是小婴儿，还要注意奶瓶、奶嘴、玩具等物品的清洁和消毒。

近视

　　孩子的眼睛很脆弱，如果用眼不当，或者用眼过度，往往就会引发近视。这不但会影响孩子的生活与学习，而且高度近视还会使眼球变形、眼底黄斑变性甚至影响容貌。所以一旦发现孩子近视，就要及时地进行控制，防止度数上升。平时除了注意用眼卫生、及时检查配镜外，最主要的是早期干预，预防为主。小儿推拿可以达到预防保健的目的。

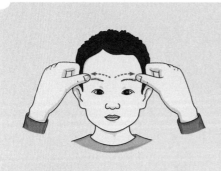

1.推坎宫100~300次。

定位：自眉心起沿眉向眉梢成一横线。

操作：家长用两拇指桡侧自孩子的眉心向眉梢分推。

2.揉睛明1~2分钟。

定位：眼内角稍上方凹陷处。

操作：家长用一手的拇指、食指两指指腹分别按在孩子两侧的睛明穴上，旋转揉动。

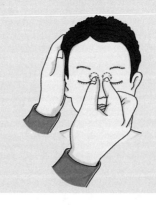

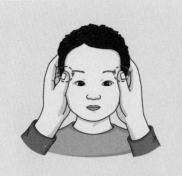

3.运太阳100次。

定位：两侧眉梢与眼角延长线相交处，眉后凹陷处。

操作：家长用指端在穴位上做弧形或者环形运转推动。

4.揉眼眶1~2分钟。

操作：家长用拇指和食指指尖环绕孩子眼眶边缘推揉眼眶。

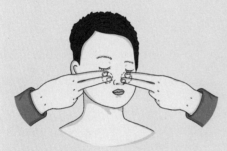

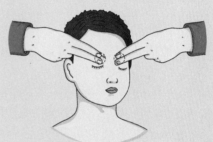

5.补肝经100~300次。

定位：食指末节螺纹面。

操作：家长用拇指在孩子的食指末节螺纹面旋推。

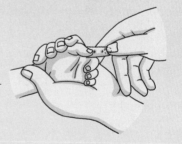

　　需要说明的是，小儿推拿对假性近视的辅助治疗效果比较好，对真性近视则主要起到延缓进展的作用。还是那句话，对于近视来说，预防重于治疗，早期发现、早期干预才能给孩子一双明亮的眼睛。

鼻衄

鼻衄俗称"流鼻血"。身体虚弱的孩子爱流鼻血，身体素质较好、不爱生病的孩子很少流鼻血。

当孩子流鼻血时，很多家长都会采取错误的做法：让孩子仰头，鼻孔朝上。他们认为这样做可以有效止血，其实这样做对孩子并不好。如果出现血液倒流现象，就有可能引起孩子呼吸道堵塞，甚至出现更可怕的后果。

孩子流鼻血正确的处理方法应该是这样的，让孩子取半卧位，把冷水浸湿的毛巾或冰袋敷在其前额或颈部，促使局部毛细血管遇冷收缩，从而达到止血的目的。另外，可用手指紧按一侧鼻翼以压迫止血，如果出血量多，还可用海绵或凡士林油纱填塞一侧鼻道，压迫止血。这种止血方法不仅适用于儿童，也适用于成人。应急止血后要及时去医院确诊病因。

脾统血，流鼻血是脾不统血、气血上逆、火热上攻导致的。而且鼻子出现病症与肺和肝等部位出现异常也有很大的关系，当人的气血上升，特别是肺气较热时，就会流鼻血。

要想治愈此种原因引起的鼻出血问题，治疗应以清热凉血为主。具体的推拿方法如下。

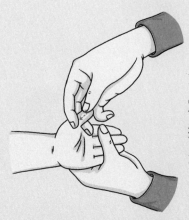

1.清胃经100~300次。

定位：靠近掌面的大拇指第一节。

操作：家长用拇指指腹从孩子拇指第二节向指根直推。

2.清肺经100~300次。

定位：无名指末节螺纹面。

操作：家长用左手握住孩子的手，用右手拇指自孩子的无名指指尖向指根直推。

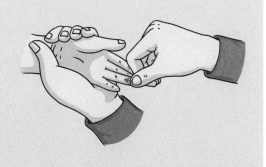

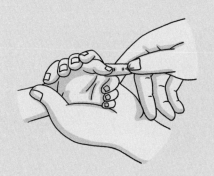

3.清肝经100~300次。

定位：食指末节螺纹面。

操作：家长用拇指指腹自孩子食指指尖向指根方向直推。

4.清天河水100次。

定位: 前臂内侧正中,腕横纹至肘横纹成一直线。

操作: 家长用食指、中指指腹自孩子的腕横纹推向肘横纹。

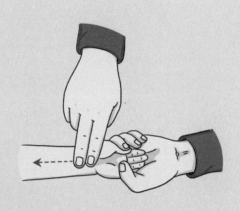

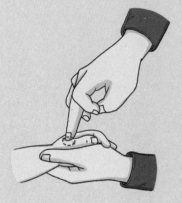

5.揉合谷2分钟。

定位: 手背第一、二掌骨之间,近第二掌骨中点的桡侧。

操作: 家长用一只手托住孩子的手,用另一只手的中指揉合谷。

6.揉迎香穴50次。

定位: 鼻翼外缘,鼻唇沟凹陷中。

操作: 家长用食指和中指分别按揉孩子鼻翼两侧的迎香穴。

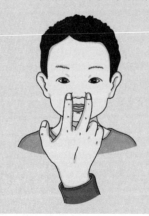

7.提捏大椎。

定位： 在颈椎与胸椎的中间，低头时在最高骨的下方。

操作： 家长用两手拇指、食指提捏大椎。

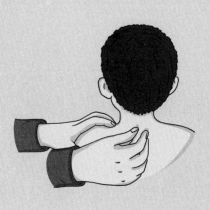

　　这里需要父母注意两点：①孩子在治疗期间远离易上火的食物，如虾、桂圆、荔枝等。②天气干燥时多给孩子饮用清凉滋润的饮品，并帮助孩子改掉挖鼻孔的坏习惯。

鼻窦炎

一次在去外地出差的火车上，我遇到了一个4岁的小男孩，他得鼻窦炎已经两年了，时好时坏，不能根治。而且，因为鼻窦炎，他经常无法去幼儿园。可见，小小的鼻窦炎已经影响了他的正常生活。我建议他妈妈带他去看中医，虽然中西医各有所长，但对于6岁以下的儿童来说，西药的副作用不是每个孩子的身体都可以承受的。

鼻窦炎是小儿五官科常见病。鼻窦炎在中医上称为"鼻渊"，医学典籍《黄帝内经》中这样表述："鼻渊者，浊涕下不止也。"从病因上来说，鼻窦炎有虚实之分，实者多由湿热之邪所致，虚者多见肺、脾气虚。它的主要临床表现为鼻流脓涕、鼻塞、嗅觉下降、头痛面麻等。简单地说，推拿疗法医治小儿鼻窦炎是通过改善病变部位的微循环状态，提高身体免疫力，使病变部位的生理功能恢复正常。

不管鼻窦炎的患者是儿童还是成人都应该注意以下问题：不要用手挖鼻，以免有细菌趁机入侵形成炎症；不宜长久使用具有血管收缩作用的滴鼻剂，如滴鼻净等，这些药剂会使患者对其产生一定的依赖作用，用了就好转，不用病情就反复，实际上并不能对疾病起到根治作用。

小儿推拿对鼻窦炎有良好的辅助治疗效果。下面我就简单地给大家介绍一下。

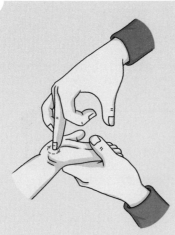

1.揉小天心穴5分钟。

定位：手掌大、小鱼际交接处凹陷中。

操作：家长用拇指或中指指腹置于孩子的小天心做环状旋转揉动。

2.清肺经10分钟。

定位：无名指末节螺纹面。

操作：家长用左手握住孩子的手，用右手拇指自孩子的无名指指尖向指根直推。

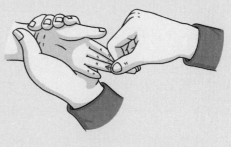

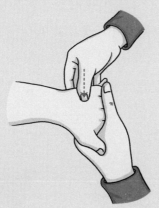

3.掐二马3分钟。

定位：手背小指、无名指两掌骨中间的凹陷中。

操作：家长用右手拇指和中指对捏穴位，轻轻掐按。

在完成以上几步后，还可以用双手掌心轻轻搓孩子的脸颊，让孩子感觉温热就行。

从生活护理的角度来说，坚持用温水清洗孩子的鼻腔十分必要。此外，要留心并发症的发生，在就医时要向医生询问相关问题。

中耳炎

大多数孩子从出生到成年，至少会患一次中耳炎，之所以会这样，是因为孩子的耳道宽而平直，容易进脏东西，进而引发感染。

稍微大一点的孩子可以直接表达自己的感受，而不足2岁的婴幼儿则常常表现为啼哭不止，或彻夜不眠、哭闹不安，尤其是在喂奶时哭闹会更加厉害，甚至拒绝吃奶。一旦出现这样的情况，父母要看看孩子耳朵里是否有异样，闻闻耳朵里是否有微微的臭味。如果不加注意，待耳膜穿孔流脓后，孩子虽然不再哭闹，症状暂时减轻了，但这时极易转为慢性中耳炎，表现为耳朵反复流脓，听力减退。这对孩子是非常大的伤害，情况严重时，孩子甚至可能丧失部分听力。

在中耳炎的治疗上，推拿可以作为主要的辅助治疗手段。操作的具体步骤如下。

1.补肾经1~3分钟。

定位：小指末节螺纹面。

操作：家长将孩子的小指伸直，由螺纹面向指尖方向直推。

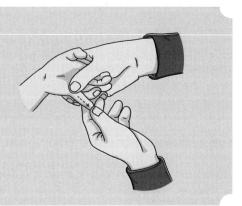

2.清肝经300次。

定位：食指末节螺纹面。

操作：家长用拇指指腹自孩子食指螺纹面向指根方向直推。

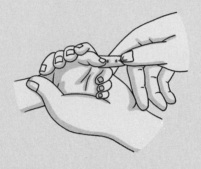

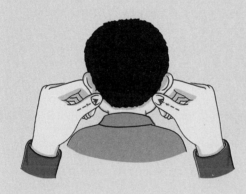

3.按翳风2分钟。

定位：耳垂后，在耳后乳突与下颌角之间的凹陷处。

操作：家长用双手拇指或食指缓缓用力按压孩子耳垂后方的翳风穴。

4.拿风池5次。

定位：后颈部，两条大筋外缘陷窝中。

操作：家长用一只手扶住孩子的前额，另一只手的拇指和食指分别放在颈项的风池穴上提拿。

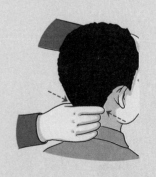

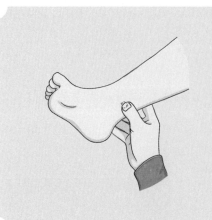

5.揉太溪1~3分钟。

定位：足内侧，脚的内踝与跟腱之间的凹陷处。

操作：家长用拇指和食指按揉孩子脚内踝后缘的太溪穴。

此外，在生活护理方面，不论是急性中耳炎还是慢性中耳炎，家长都要重视，应及时带孩子进行治疗，不可拖延。饮食最好是清淡、易消化的流食或半流食，以免孩子因咀嚼导致疼痛。在治疗期间尽量不要再给孩子清理耳屎，以免不小心加重对耳膜的损伤。

结膜炎

结膜炎俗称"红眼病"，是春夏季节的高发病，也是小儿常见病之一。当眼睛受到细菌、病毒的侵害或者被灰尘、花粉等易过敏物质感染后，就会出现眼睑红肿、眼痒、想流泪等现象。症状明显时，孩子早晨起床会因为分泌物太多而睁不开眼睛，眼白部分会变红。

春夏交接，尤其是夏季高温时，最容易患结膜炎。因为温度上升后，孩子的肝火也跟着上升，此时如果再进食油腻的、容易上火的食物，火气就上升到眼睛上，引发炎症。

常见的结膜炎类型有急性结膜炎和过敏性结膜炎两种。这里给大家介绍的推拿疗法可以有效缓解病情。

具体的操作方法如下。

1.推坎宫300次。

定位：自眉心起沿眉向眉梢成一横线。

操作：家长用两拇指桡侧自孩子眉心向眉梢做分推。

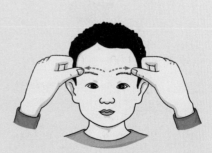

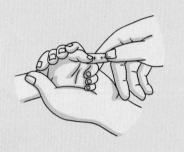

2.清肝经100~300次。

定位：食指末节螺纹面。

操作：家长用拇指指腹自孩子的食指螺纹面向指根方向直推。

3.清心经100~300次。

定位：中指末节螺纹面。

操作：家长用拇指指腹自孩子的中指指尖向指根方向做直线推动。

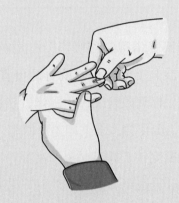

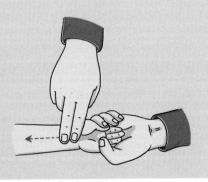

4.掐二马1分钟。

定位：手背小指、无名指两掌骨中间的凹陷中。

操作：家长用右手拇指和中指对捏穴位，轻轻掐按即可。

5.清天河水100~300次。

定位：前臂内侧正中，腕横纹至肘横纹成一直线。

操作：家长用食指、中指指腹自孩子的腕横纹推向肘横纹。

6.推涌泉100~300下。

定位：屈趾，足掌心前正中凹陷中。

操作：家长用拇指从孩子涌泉穴向足趾方向直推。

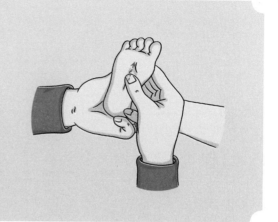

　　每天给孩子做两次推拿可以有效改善病情。同时，要尽量帮孩子养成良好的卫生习惯，多用温水和肥皂洗手，以防细菌的侵害。同时还要养成按时休息的习惯，防止肝火上眼。

睑腺炎

睑腺炎就是我们俗称的"麦粒肿"，也就是"针眼"，是小孩子很常见的一种眼部疾病。和结膜炎相比，两者的共同之处是受感染的部位会泛红，不同的是睑腺炎最初的痛感来自眼皮而不是眼睛。而且，睑腺炎最初很容易被忽略，父母们就算看到孩子眼皮不大正常也以为是被蚊子叮了个包，一般不会往疾病上想。等孩子眼睑周围出现小小的黄色肿块时再去就医，其实已经错过了最好的治疗时机。不过这个病治疗起来并不麻烦，只要选择正确的方法，一般都会痊愈。

小儿睑腺炎的一般治疗流程大致是这样的：先做基础的清洗和热敷，然后遵照医嘱给孩子眼睛抹药，再利用推拿方法进行辅助治疗。按照这样的步骤，即使孩子眼部的肿块已经有小黄豆粒大小也不要担心，通常会在1周内明显好转，10天左右痊愈。

具体的推拿操作方法如下。

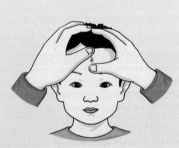

1.开天门100~300次。

定位：眉心至前发际成一直线。

操作：家长用双手拇指自孩子两眉头中间交替向上直推到额头上的发际处。

2.推坎宫100~300次。

定位：自眉心起沿眉向眉梢成一横线。

操作：家长用两拇指桡侧自孩子眉心向眉梢做分推。

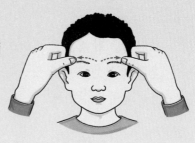

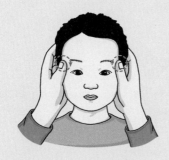

3.运太阳1分钟。

定位：两侧眉梢与眼角延长线相交处，眉后凹陷处。

操作：家长用两拇指指端在穴位上做弧形或者环形运转推动。

4.清肝经100~300次。

定位：食指末节螺纹面。

操作：家长用左手握住孩子的手，用右手拇指自孩子的食指指尖向指根直推。

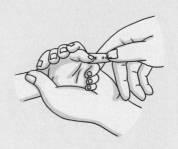

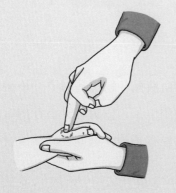

5.揉合谷1分钟。

定位：手背第一、二掌骨之间，近第二掌骨中点的桡侧。

操作：家长用一只手托住孩子的手，用另一只手的中指揉合谷。

6.揉曲池1分钟。

定位：屈肘时，肘横纹外侧的凹陷处。

操作：先将孩子的胳膊弯曲，一只手托住其腕部不动，另一只手握住肘部，用拇指掐揉。

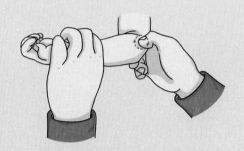

7.捏脊5遍。

定位：大椎至尾骨端成一直线。

操作：家长将食指、中指两指在上，拇指在下，从孩子的尾骨一直向上捏至大椎穴，每交替捻动3次，便轻轻向上提1次。

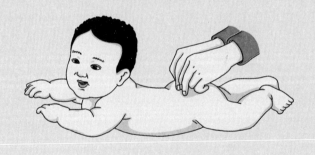

　　热敷产生的湿气和热气可以加速眼部的血液循环；抹药时要严格遵照医嘱的次数和用量。只有前面这两个环节做到位了，作为辅助治疗的推拿方法才能事半功倍。此外，父母还要注意，在孩子治疗期间要清淡饮食，减少活动量，以助于康复。

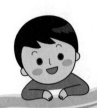

第四章
小儿呼吸系统疾病推拿法

小儿推拿对孩子的呼吸系统有很好的保护作用，可有效预防和缓解感冒、发烧、咳嗽等常见小儿疾病。同时，对小儿肺炎和支气管炎等小儿特色病也有很好的防治效果。

感冒

　　感冒即上呼吸道感染，是小儿时期最常见的疾病，多发生在冬春两个气候变化大的季节。本病多由病毒感染引起，少数由细菌致病，也可由细菌、病毒混合感染致病。

　　一般感冒经过治疗后大都能很快痊愈，不过，如果孩子的体质差，治疗不及时或者病情较重，就可能引发慢性支气管炎、肺炎等疾病。在孩子感冒后，我们不妨给孩子做做推拿，帮助孩子尽快恢复健康。感冒的基本推拿手法如下。

1.开天门30~50次。

定位：眉心至前发际成一直线。

操作：家长用双手拇指自孩子两眉头中间交替向上直推到额头上的发际处。

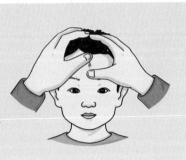

2.推坎宫30~50次。

定位：自眉心起沿眉向眉梢成一横线。

操作：家长用两拇指桡侧自孩子眉心向眉梢做分推。

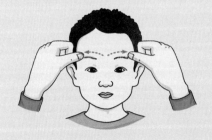

3.运太阳30~50次。

定位：两侧眉梢与眼角延长线相交处，眉后凹陷处。

操作：家长两拇指指腹在穴位上做弧形或者环形运转推动。

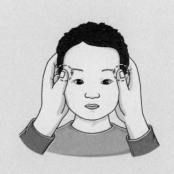

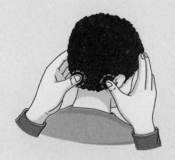

4.揉耳后高骨1分钟。

定位：耳后入发际高骨下凹陷处。

操作：家长用一只手扶住孩子的前额，另一只手的拇指和食指分别放在耳后高骨上按揉。

5.揉迎香穴30次。

定位：鼻翼外缘，鼻唇沟凹陷中。

操作：家长用食指和中指分别按揉孩子鼻翼两侧的迎香穴。

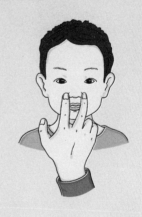

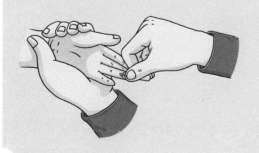

6.清肺经200次。

定位：无名指末节螺纹面。

操作：家长用左手握住孩子的手，用右手拇指自指尖向指根直推。

7.拿风池穴3次。

定位：小儿的后颈部，两条大筋外缘陷窝中。

操作：家长用一只手扶住孩子的前额，另一只手的拇指和食指分别放在颈项的风池穴上提拿。

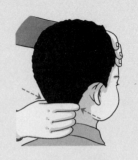

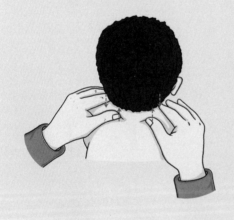

8.拿肩井穴5次。

定位：在大椎与肩髃穴连线的中点，肩背筋间处。

操作：家长用双手拇指和食指对称提拿孩子的肩井穴。

　　常见的小儿感冒有风寒感冒和风热感冒两种，这两种感冒的推拿治疗手法也有一些不同，家长在推拿时可区别对待。

风寒感冒

　　日常生活中，风寒感冒最为常见。这种感冒是因身体受凉引起的，所以，在温度较低的秋冬两季里，要注意给孩子采取适当的保暖避寒措施。

风寒感冒症状较为明显，孩子多会出现咳嗽有痰、流清鼻涕、怕冷、浑身酸痛等症状。

推拿时可在治疗感冒的基础上增加下面两个步骤。

1.推三关100次。

定位：前臂桡侧，自腕横纹至肘横纹成一直线。

操作：家长左手握住孩子前臂，右手食指、中指两指自腕横纹沿前臂外侧缘直推向肘关节。

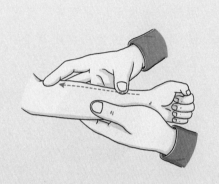

2.揉二扇门1~3分钟。

定位：二扇门在手背中指指根两侧。

操作：家长用食指、中指指尖斜行插入二扇门穴位处，上下揉动。

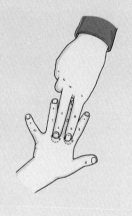

风热感冒

风热感冒是人体受到外界风热邪气侵袭而引发的病症，在夏季和夏秋交接时节较为常见，症状常常表现为发热、怕风、头胀痛、咽喉红肿疼痛、咳嗽、痰黄等。

推拿时可在治疗感冒的推拿法上，额外增加下面两个步骤。

1.推脊柱300次。

定位：大椎至尾骨端成一直线。

操作：家长将食指和中指合并，沿孩子大椎穴向下直推至尾骨端。

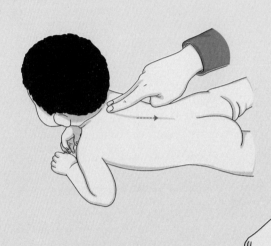

2.揉小天心100~300次。

定位：手掌大、小鱼际交接处凹陷中。

操作：家长用拇指或中指指腹置于孩子的小天心做环状旋转揉动。

操作以上步骤时要注意，所有手法均以中等刺激力度为宜。同时可根据孩子的症状加一些其他手法，比如，当孩子咳嗽时可加推小横纹100次，伴有发烧的可增加清天河水100次。另外，孩子在感冒期间，要好好休息，饮食以清淡易消化为主，室内要多通风，保持空气清新。

咳嗽

孩子为什么会咳嗽？一般来说，当风、寒、暑、湿、燥、火这六种外邪侵袭人体的时候，很容易引起肺、脾、肾这三个脏器的功能失调，进而引发咳嗽。许多疾病都可由咳嗽而引发，比如呼吸道感染、肺炎、支气管扩张等。孩子咳嗽往往不容易痊愈，家长要格外留心。

面对咳嗽的宝宝，家长不妨采用下面的推拿方法来帮助改善和治疗。

1.开天门30次。

定位：眉心至前发际成一直线。

操作：家长用双手拇指自孩子两眉头中间交替向上直推到额头上的发际处。

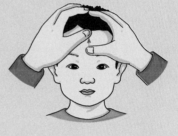

2.推坎宫30~50次。

定位：自眉心起沿眉向眉梢成一横线。

操作：家长用两拇指桡侧自孩子眉心向眉梢做分推。

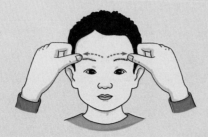

3.运太阳30~50次。

定位：两侧眉梢与眼角延长线相交处，眉后凹陷处。

操作：家长的两拇指指端在穴位上做弧形或者环形运转推动。

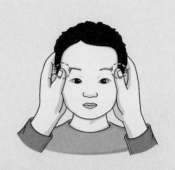

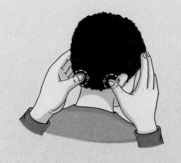

4.揉耳后高骨1分钟。

定位：耳后入发际高骨下凹陷处。

操作：家长用一只手扶住孩子的前额，另一只手的拇指和食指分别放在耳后高骨上按揉。

5.清肺经200次。

定位：无名指末节螺纹面。

操作：家长用左手握住孩子的手，用右手拇指自孩子的无名指指尖向指根直推。

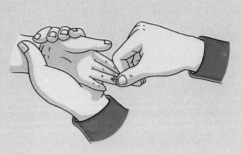

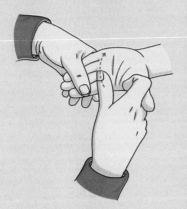

6.推小横纹100~200次。

定位：掌面食指、中指、无名指、小指指掌关节横纹处。

操作：将孩子四指并拢，家长用拇指指腹从食指横纹推到小指横纹部位。

7.揉膻中2分钟。

定位：两乳头连线的中点。

操作：家长用中指或拇指指腹按揉孩子的膻中穴。

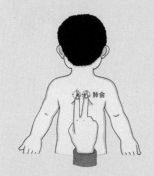
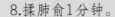

8.揉肺俞1分钟。

定位：在第三胸椎棘突下缘（第三胸椎与第四胸椎间）旁开1.5寸处。

操作：家长用两拇指或用食指、中指两指揉孩子背脊两侧肺俞。

9.捏脊3~5遍。

定位：大椎至尾骨端成一直线。

操作：家长将食指、中指两指在上，拇指在下，从孩子的尾骨直向上捏至大椎穴，每交替捻动3次，便轻轻向上提1次。

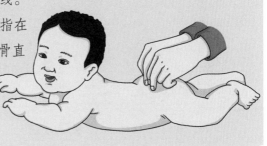

　　在孩子咳嗽期间，妈妈首先要鼓励孩子多休息，少做剧烈运动，睡觉时可以用枕头撑起孩子的后背和头部，以防孩子咽喉内滞留的黏液无法排出而引起呼吸困难。其次，要保持室内空气的流通，避免烟尘等有害物质刺激孩子的呼吸器官。平时要注意随时给孩子增减衣物，尽量不要让孩子吃酸、辣、冷等刺激性较强的食物。此外，由于咳嗽时产生的急速气流会带走呼吸道黏膜的水分，造成呼吸道黏膜缺水，所以要给孩子多喝水、多吃水果。

发热

　　家长们看到孩子发热时不要着急，小儿发热是一种常见病，现代医学研究发现，它有助于白细胞抵抗细菌毒素，提升身体免疫力。如果孩子发热了，家长们可以通过简单的推拿手法给孩子治疗，尤其对1岁以内的婴儿，推拿退热的作用最为明显。

　　在这里需要提醒大家，如果孩子发烧时手脚冰冷，面色苍白，说明孩子的体温还会升高。反之，如果孩子的手脚变暖，出汗了，说明体温开始下降。

1.开天门30次。

定位：眉心至前发际成一直线。

操作：家长用双手拇指自孩子两眉头中间交替向上直推到额头上的发际处。

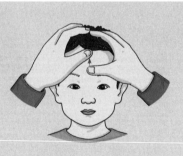

2.推坎宫30~50次。

定位：自眉心起沿眉向眉梢成一横线。

操作：家长用两拇指桡侧自孩子眉心向眉梢做分推。

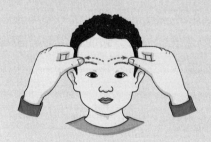

3.运太阳30~50次。

定位：两侧眉梢与眼角延长线相交处，眉后凹陷处。

操作：家长两拇指指腹在穴位上做弧形或者环形运转推动。

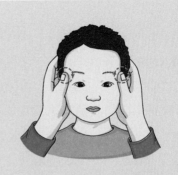

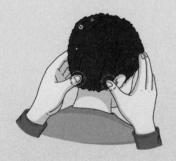

4.揉耳后高骨1分钟。

定位：耳后入发际高骨下凹陷处。

操作：家长用一只手扶住孩子的前额，另一只手的拇指和食指分别放在耳后高骨上按揉。

5.清天河水200次。

定位：前臂内侧正中，腕横纹至肘横纹成一直线。

操作：家长用食指、中指指腹自孩子腕横纹推向肘横纹。

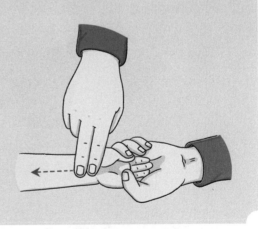

大多数发热在运用物理降温或者小儿推拿后就可以退热，不过对于接种疫苗后引起的发热，推拿只能作为辅助手段使用。

由于孩子发热的原因不同，推拿时应该增加相应的穴位，以便更有针对性地退热。

外感引起的发热

感冒引起的发热最为常见，如果是受凉后感冒引起的发热，通常在发热时头痛、鼻塞、流清涕、喉痒、不出汗，观察指纹时会发现指纹鲜红、浮露。

推拿时可在基础穴位上增加下列穴位。

1.拿风池3次。

定位：在孩子的后颈部，两条大筋外缘陷窝中。

操作：家长用一只手扶住孩子的前额，另一只手的拇指和食指分别放在颈项的风池穴上提拿。

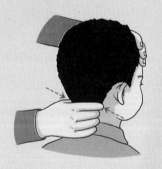

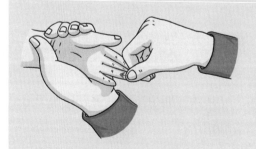

2.清肺经200次。

定位：无名指末节螺纹面。

操作：家长用左手握住孩子的手，用右手拇指自孩子的无名指指尖向指根直推。

3.揉迎香30次（鼻子堵塞者可用）

定位：鼻翼外缘，鼻唇沟凹陷中。

操作：家长用食指和中指分别按揉孩子鼻翼两侧的迎香穴。

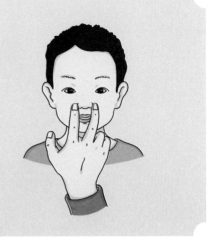

阴虚内热引起的发热

阴虚内热引起的发热，常出现在午后，同时孩子还伴有手脚心发热、脸颊发红、睡眠不稳、大便秘结、尿少色黄等症状，指纹多呈淡紫色。

推拿时可增加下列穴位。

1.掐二马200次。

定位：掌背小指、无名指两掌骨中间凹陷处。

操作：家长用右手拇指和中指对捏穴位，轻轻掐按。

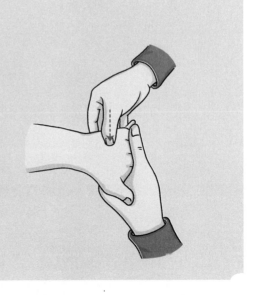

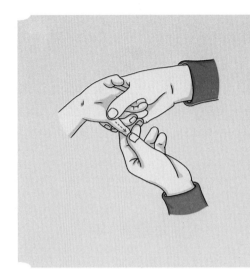

2.补肾经100次。

定位：小指末节螺纹面。

操作：家长将孩子的小指伸直，由螺纹面向指尖方向直推。

肺胃实热引起的发热

肺胃实热引起的发热多是因为外感日久不愈，乳食停滞过久，造成肺胃雍实，郁而化热。这种原因引起的发热，孩子常表现为高热面红、口渴欲饮、不思饮食、便秘烦躁、舌红苔燥。

推拿时可增加下列穴位。

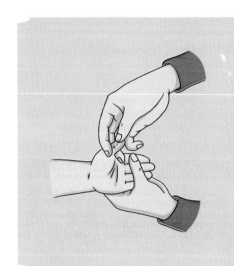

1.清胃经200次。

定位：靠近掌面的大拇指第一节。

操作：家长用拇指指腹从孩子拇指第二节推向指根。

2.退六腑200次。

定位：在前臂尺侧，自肘关节至腕横纹成一条直线。

操作：家长用拇指指腹或食指、中指指腹自孩子的肘横纹推向腕横纹。

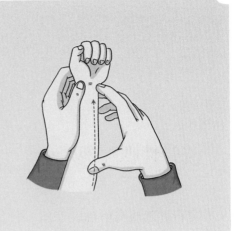

孩子发热后，一定要让孩子好好休息，吃清淡、易消化的食物，少吃油腻，并保持大便通畅。还要让孩子多喝水，以免脱水。对于经过家庭推拿处理后仍高烧不退的孩子，应该尽快到医院诊治。

流行性腮腺炎

流行性腮腺炎俗称"痄腮",是由病毒引起的急性传染病。从临床上的发病状况看,5岁以下的孩子得痄腮的概率不高,大部分患者都在5~10岁。

流行性腮腺炎在发病前一般无明显症状,发病1~2天时会出现颧骨或耳后疼痛,腮腺逐渐肿大,体温也随之升高,最高可达40℃。在发病初期,一般先是一侧腮腺肿大,2~4天后对侧也会出现肿大的症状。据统计,约3/4的患者会出现双侧肿大。

患了此病的孩子,在请医生诊治的同时,如果父母能够施以推拿,就会有助于稳定病情。家长多学些推拿方法,可以有效减轻孩子的痛苦。

推拿疗法很简单,可分为以下五个步骤。

1.揉耳后高骨1分钟。

定位:耳后入发际高骨下凹陷处。

操作:家长用一只手扶住孩子的前额,另一只手的拇指和食指分别放在耳后高骨上按揉。

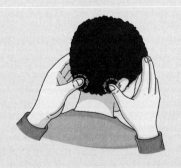

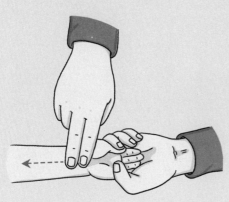

2.清天河水300次。

定位：前臂内侧正中，腕横纹至肘横纹成一直线。

操作：家长用食指、中指指腹自孩子腕横纹推向肘横纹。

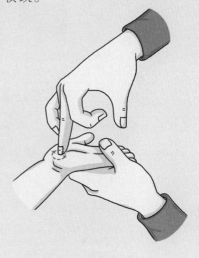

3.揉小天心100~300次。

定位：手掌大、小鱼际交接处凹陷中。

操作：家长用拇指或中指指腹置于孩子的小天心做环状旋转揉动。

4.推脊100次。

定位：大椎至尾骨端成一直线。

操作：家长将食指和中指并起，沿孩子大椎穴向下直推至尾骨端。

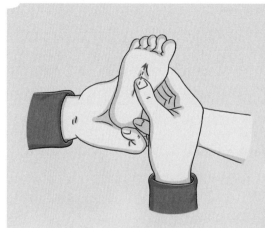

5.推涌泉50~100次。

定位：屈趾，足掌心前正中凹陷中。

操作：家长用拇指从孩子的涌泉穴向足趾方向直推。

以上步骤中，前3步主要是清热、止痛，推脊是帮助孩子找回正气，推涌泉可以滋阴除烦。

需要提醒家长的是，腮腺炎的护理重点有3个：第一是隔离。发现孩子得了腮腺炎后应及时隔离治疗，至腮腺肿胀完全消退为止。如果不隔离，不但容易造成疾病传播，而且还容易引起并发症。第二是卧床休息。最好能让孩子在空气流通好的房间里待着，同时注意保暖。重症病儿因高热，精神及体力都很差，卧床休息可减轻体力消耗，有助于康复。第三要多喝水。喝水有助于排毒，而且每次饭后都要让孩子用盐水漱口。此外，因为孩子咀嚼东西时腮部会很痛，要尽量给孩子吃流质或半流质食物。如果出现并发症就不要勉强自我治疗，要抓紧时间送医，争取最佳的治疗机会，以免耽误病情。

哮喘

　　患有先天性哮喘的孩子，年龄越小治愈的机会越大，长大以后就比较难治了。所以，家长一旦发现孩子患有哮喘，千万不要拖延治疗。

　　哮喘是不受季节限制的，一年四季都可能发作，在寒冷季节和气候急剧变化时发病最多。严重时会出现不能平卧、大汗淋漓、四肢发凉、颈部静脉贲张等症状，这时要马上送医院抢救。

　　治疗哮喘的推拿手法如下。

1.开天门30次。

定位：眉心至前发际成一直线。

操作：家长用双手拇指自孩子两眉头中间，交替向上直推到额头上的发际处。

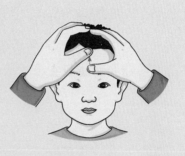

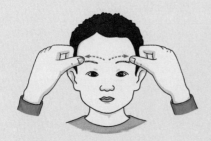

2.推坎宫30~50次。

定位：自眉心起沿眉向眉梢成一横线。

操作：家长用两拇指桡侧自孩子眉心向眉梢做分推。

3.运太阳30~50次。

定位：两侧眉梢与眼角延长线相交处，眉后凹陷处。

操作：家长的两拇指指端在穴位上做弧形或者环形运转推动。

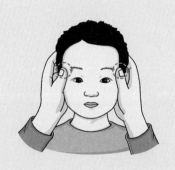

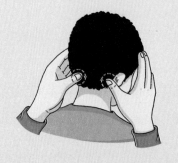

4.揉耳后高骨1分钟。

定位：耳后入发际高骨下凹陷处。

操作：家长用一只手扶住孩子的前额，另一只手的拇指和食指分别放在耳后高骨上按揉。

5.清肺经200次。

定位：无名指末节螺纹面。

操作：家长用左手握住孩子的手，用右手拇指自孩子的无名指指尖向指根直推。

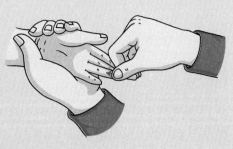

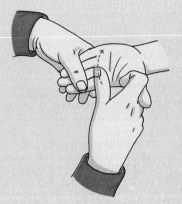

6.推小横纹100~200次。

定位：掌面食指、中指、无名指、小指指掌关节横纹处。

操作：将孩子的四指并拢，家长用拇指从食指横纹推到小指横纹。

7.揉天突15次。

定位：胸骨上窝正中。

操作：家长用中指脂腹在孩子的天突穴处按揉。

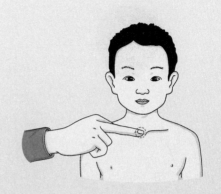

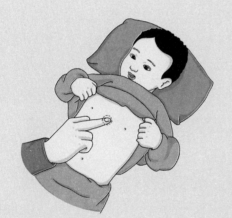

8.揉膻中2分钟。

定位：两乳头连线的中点。

操作：家长用中指或拇指指腹按揉孩子的膻中穴。

9.搓摩胁肋50~100次。

定位：从腋下两肋至天枢穴。

操作：用两手从孩子两腋下搓摩至天枢穴。

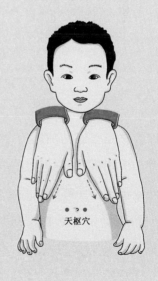

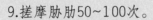

天枢穴

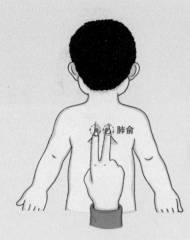

10.揉肺俞3分钟。

定位：在第三胸椎棘突下缘（第三胸椎与第四胸椎间）旁开1.5寸处。

操作：家长用两拇指或用食指、中指两指揉孩子的两侧肺俞。

11.推脊柱100次。

定位：大椎至尾骨端成一直线。

操作：家长将食指和中指并起，沿孩子大椎穴向下直推至尾骨端。

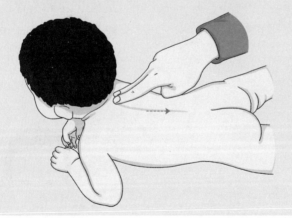

　　虽然推拿是很好的辅助治疗方法，但主体的药物治疗不能放弃。具体怎么治疗，服用哪些药品，还要由孩子的主治医生决定。

　　此外，孩子患了哮喘以后，应注意保暖，防止感冒，尤其在气候变化时要及时给孩子增减衣物，同时饮食起居要有节制，不宜过饱，勿食过甜、过咸及生冷刺激性食品。经常让孩子进行适当的体育锻炼和户外活动，但要注意避开刺激性气体、烟尘等。

肺炎

肺炎是小儿常见病中较为严重的一种，多发于冬、春寒冷季节及气候突然变化的时候，3岁以内的孩子是高发人群。西医认为，此病多是因感染了细菌或病毒引起的，中医则认为肺炎是小儿肺气不足、外感风邪、内积痰热、肺失宣肃所致。患病后，孩子多会出现发热、咳嗽，以气急、鼻翼扇动为特征。

孩子生病后，家长除了尽全力配合医生的治疗以外，还应给孩子做做推拿。

推拿的方法如下。

1.清肺经100~300次。

定位：无名指末节螺纹面。

操作：家长用左手握住孩子的手，右手拇指自孩子的无名指指尖向指根直推。

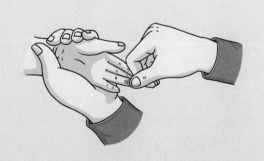

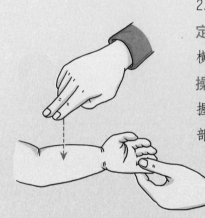

2.打马过天河3分钟。

定位：前臂内侧正中，腕横纹至肘横纹成一直线。

操作：将孩子的四指微屈，用左手握住，然后家长用食指和中指从腕部到肘部方向进行轻轻敲打。

3.提捏大椎1~3分钟。

定位：在颈椎与胸椎的中间，低头时在最高骨的下方。

操作：家长用拇指、食指两指提捏孩子的大椎。

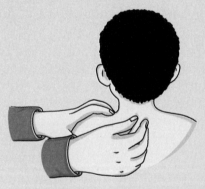

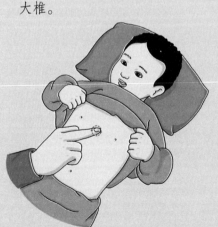

4.揉膻中1~3分钟。

定位：两乳头连线的中点。

操作：家长用中指或拇指指腹按揉孩子的膻中穴。

5.揉足三里3分钟。

定位：小腿外膝眼下四横指（孩子的手），胫骨外侧约一横指处。

操作：将孩子的双腿微屈，家长用拇指指端在孩子足三里处按揉。

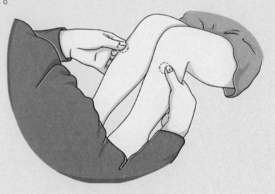

　　孩子得了肺炎必须先到医院就诊，然后将小儿推拿作为辅助方法帮助孩子调理身体。另外，患病的孩子需要多休息，休息时要经常变换体位，以减少肺部充气，还可以让孩子做做扩胸运动及深呼吸。

支气管炎

小儿支气管炎，又称"毛细支气管炎"，为婴幼儿下呼吸道的常见病之一。多见于2岁以下婴幼儿，在冬天和春天尤其多见，以呼吸困难、咳嗽、喘息等为主要症状。

小儿推拿对支气管炎有较好的改善作用，具体操作步骤如下。

1.清肺经100~300次。

定位：无名指末节螺纹面。

操作：家长用左手握住孩子的手，用右手拇指自孩子的无名指指尖向指根直推。

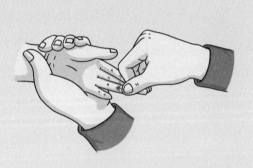

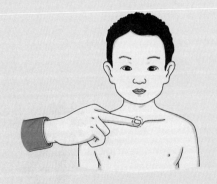

2.揉天突15次。

定位：胸骨上窝正中。

操作：家长用中指脂腹在孩子的天突穴处按揉。

3.揉膻中1~3分钟。

定位：两乳头连线的中点。

操作：家长用中指或拇指指腹按揉孩子的膻中穴。

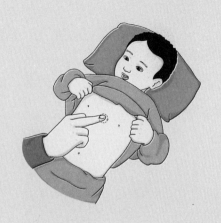

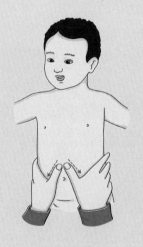

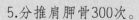

4.分推腹阴阳300次。

定位：上腹部。

操作：家长用双手拇指沿孩子的肋弓边缘，或自中脘至脐，向两旁分推。

5.分推肩胛骨300次。

定位：肩胛骨。

操作：家长用双手拇指从孩子的肩胛骨骨缝从上向下做弯月形分推。

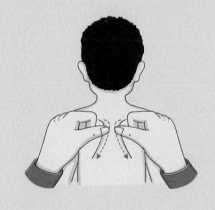

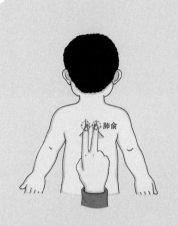

6.揉肺俞1~3分钟。

定位：在第三胸椎棘突下缘（第三胸椎与第四胸椎间）旁开1.5寸处。

操作：家长用两拇指或用食指、中指两指揉孩子背脊两侧肺俞。

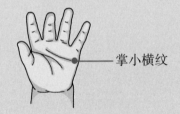

掌小横纹

7.揉掌小横纹1~3分钟。

定位：掌面小指根下，尺侧掌纹头。

操作：家长用大拇指按揉孩子的掌小横纹。

如果孩子的咳嗽非常严重，建议以上操作的次数可以由每日1~2次增加为3次。当然，还要根据孩子的情绪状态和身体状况综合考虑决定。在上面的步骤中，分推腹阴阳的主要作用是化痰，而揉掌小横纹是止咳。

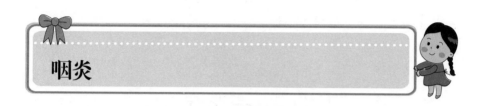

咽炎

孩子得了咽炎，会感觉有东西卡在嗓子里，咽不下又咳不出，十分难受。如果家长发现孩子持续哭闹，哭声嘶哑，声粗甚至失声，口水比以前流得多，咽部充血、红肿，那么孩子很可能是得了咽炎。

因为成因不同，咽炎的种类和病症表现也有所不同。简单地说，咽炎分为风热型咽炎、肺胃热盛型咽炎和肺肾阴虚型咽炎3种。

风热型咽炎

风热型咽炎多是因外界环境影响，身体内积热所致。患了风热型咽炎的孩子，除了喉咙干渴外，还会嗓子疼、发热、畏寒，偶尔会咳嗽和嗓子内有痰。

具体的推拿方法如下。

1.清肺经100~300次。

定位：无名指末节螺纹面。

操作：家长用左手握住孩子的手，用右手拇指自孩子的无名指指尖向指根直推。

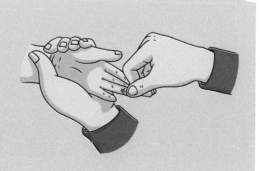

2.揉曲池1分钟。

定位：屈肘时，肘横纹外侧的凹陷处。

操作：家长先将孩子的胳膊弯曲，一只手托住其腕部不动，另一只手握住肘部，用拇指掐揉。

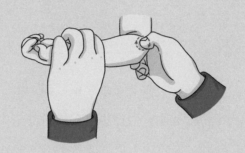

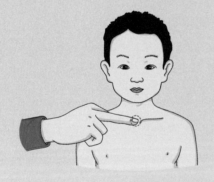

3.揉天突15次。

定位：胸骨上窝正中。

操作：家长用中指脂腹在孩子的天突穴处按揉。

4.按风府1分钟。

定位：位于后正中线上，入发际往上一寸。

操作：家长用大拇指点按孩子的风府穴。

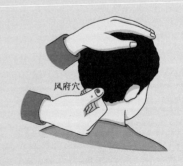

风府穴

5.拿肩井10次。

定位： 在大椎穴与肩髃穴连线的中点，肩背筋间处。

操作： 家长用双手拇指和食指对称提拿孩子的肩井穴。

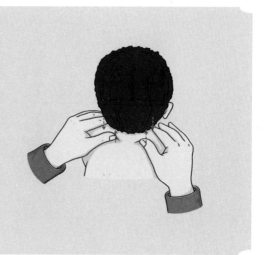

肺胃热盛型咽炎

肺胃热盛型咽炎简单说来就是孩子身体里火气集中在肺胃器官，从而病症表现在孩子的呼吸、消化通道——咽喉。发病后，孩子会有明显的喉咙肿痛、吞咽困难、高热、口渴、咳嗽带痰、大便秘结等症状表现。

具体的推拿方法如下。

1.清大肠经100~300次。

定位： 食指桡侧缘，自食指尖至虎口成一直线。

操作： 家长用拇指在孩子食指外侧缘自虎口直推向指尖。

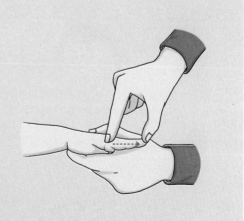

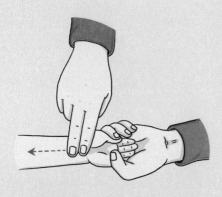

2.清天河水100~300次。

定位： 位于前臂内侧正中，腕横纹至肘横纹成一直线。

操作： 家长用食指、中指指腹自孩子的腕横纹推向肘横纹。

3.揉曲池1分钟。

定位： 屈肘时，肘横纹外侧的凹陷处。

操作： 家长先将孩子胳膊弯曲，一只手托住其腕部不动，另一只手握住肘部，用拇指掐揉。

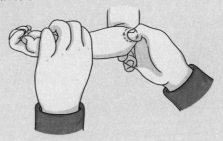

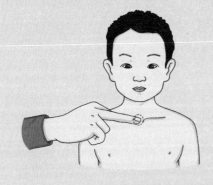

4.揉天突50次。

定位： 胸骨上窝正中。

操作： 家长用中指脂腹在孩子的天突穴处按揉。

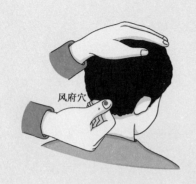

风府穴

5.按风府1分钟。

定位：位于后正中线上，入发际往上一寸。

操作：家长用大拇指点按孩子的风府穴。

6.拿肩井1分钟。

定位：在大椎与肩髃穴连线的中点，肩背筋间处。

操作：家长用双手拇指和食指对称提拿孩子的肩井穴。

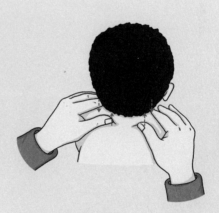

肺肾阴虚型咽炎

肺肾阴虚型咽炎是体内肺肾阴液亏虚、虚热聚集引起的。孩子一旦患病，咽部就会有灼热感、发痒，用手指按压喉部有微痛感，咳嗽但基本无痰，气短乏力，舌苔少。

具体的推拿方法如下。

1.揉曲池1分钟。

定位：屈肘时，肘横纹外侧的凹陷处。

操作：家长先将孩子的胳膊弯曲，一只手托住其腕部不动，另一只手握住肘部，用拇指掐揉。

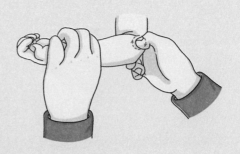

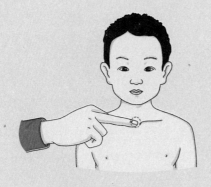

2.揉天突50次。

定位：胸骨上窝正中。

操作：家长用中指脂腹在孩子的天突穴处按揉。

3.揉膻中2分钟。

定位：两乳头连线的中点。

操作：家长用中指或拇指指腹按揉孩子的膻中穴。

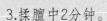

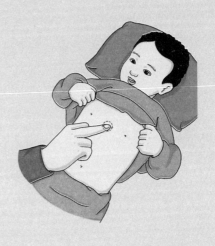

4.按风府1分钟。

定位：位于后正中线上，入发际往上一寸。

操作：家长用大拇指点按孩子的风府穴。

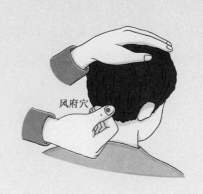

风府穴

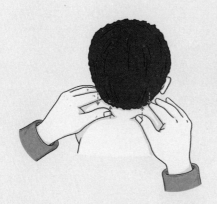

5.拿肩井1分钟。

定位：在大椎穴与肩髃穴连线的中点，肩背筋间处。

操作：家长用双手拇指和食指对称提拿孩子的肩井穴。

6.推涌泉1分钟。

定位：屈趾，足掌心前正中凹陷处。

操作：家长用拇指从孩子的涌泉穴向足趾方向直推。

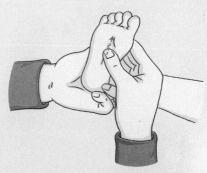

另外，在护理上，平时要注意孩子的口腔卫生，培养孩子良好的生活习惯。晨起、食后和临睡前要刷牙，或用盐水漱口，睡前不要吃糖果、糕点，不要喝甜饮料。避免粉尘、烟雾及有害气体的刺激。锻炼身体，增强抵抗力，防止伤风感冒。饮食宜清淡，忌食辛辣之物。

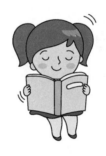

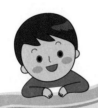

第五章
小儿消化系统疾病推拿法

　　小儿推拿对厌食、腹泻、腹痛、便秘、痢疾等消化系统疾病有明显的改善作用，可以帮助医生对病症进行辅助治疗，还给孩子一个健康的肠胃。

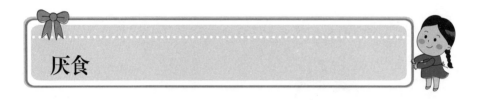

厌食

厌食，就是没胃口吃饭。主要表现是长期见食不欢、面色无光、皮肤干燥、缺乏弹性、体重下降、大便失常、舌苔薄白等。从病因上说，较为常见的是由脾胃虚弱和心理抵触两个方面引起的。

孩子的脾胃本来就娇弱，如果父母再对孩子的饮食不加注意，就很容易让孩子脾胃受伤，进而扰乱正常的消化吸收机能。

此外，父母的态度、家庭气氛的好坏都对孩子的饮食有很大的影响。举个例子：在孩子长身体的阶段，父母总担心孩子营养不够，于是采用哄骗甚至打骂等方式来强迫孩子吃东西，虽然很多小孩照做了，但会产生逆反情绪，导致心理上对食物的抵触，慢慢就会变得食欲低下。

治疗厌食的推拿方法可以这样进行。

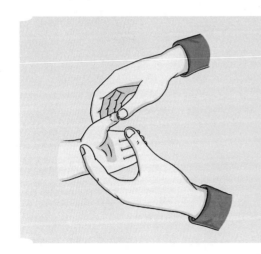

1.补脾经100~300次。

定位：拇指末节螺纹面。

操作：家长用拇指在孩子的拇指螺纹面上旋推。

2.清胃经100~300次。

定位：靠近掌面的大拇指第
一节。

操作：家长用拇指指腹从孩
子拇指第二节推向指根。

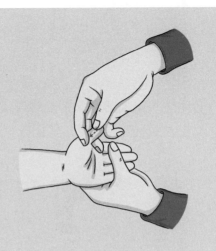

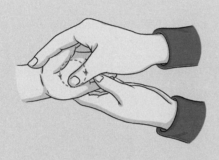

3.逆运内八卦200次。

定位：以掌心为圆心，以
圆心到中指指根横纹约2/3
处为半径所做的圆。

操作：家长用拇指在孩子
手掌的内八卦上做逆向环
形运动。

4.揉中脘1~3分钟。

定位：肚脐正中直上4寸。

操作：家长将中指、食指两
指并起，在孩子的中脘穴上
做回旋揉动动作。

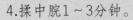
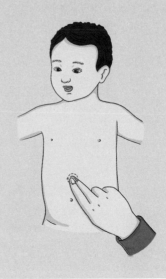

5.捏脊5遍。

定位：大椎至尾骨端成一直线。

操作：家长的食指、中指两指在上，拇指在下，从尾骨一直向上捏至大椎穴，每交替捻动3次，便轻轻向上提1次。

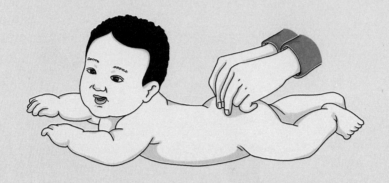

6.揉足三里1~3分钟。

定位：小腿外膝眼下四横指（孩子的手），胫骨外侧约一横指处。

操作：将孩子的双腿微屈，家长用拇指端在小儿足三里处按揉。

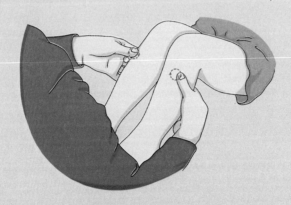

家长应该注意，在吃饭时不能打骂孩子，不要让孩子吃过多的冷饮。同时，也不要追着孩子喂饭，或让孩子边玩边吃饭。饭菜的种类多一点儿，样子可爱一些，会激发孩子的食欲。有些妈妈会用各种饼干模具给孩子做烘焙，我觉得这是个好办法。零食可以适当地给孩子吃一些，只要卫生、有营养就可以。除了饮食方面，家长还应经常带孩子锻炼身体，多做户外运动。

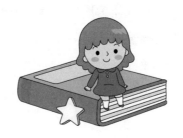

腹泻

　　孩子的脾胃比成年人脆弱很多，如果饮食不节，伤到脾胃，就会引起腹泻。腹泻时，首先要想想孩子近期是不是吃了油腻、生冷或不干净的东西。然后再仔细观察，看孩子在腹泻的同时，是否还有腹部胀痛、恶心呕吐、发热等症状。最后，考虑一下可能相关的其他因素，如地域、气候、可能遇到的致病菌等，这些都可以作为医生诊断病情的依据。小儿腹泻的种类很多，家长应先仔细观察孩子属于哪一种，再采取不同的推拿手法。

　　中医把小儿腹泻大致分成四种类型：内伤饮食、感受外邪、脾胃虚弱、脾肾阳虚。一般可以用补脾经、补大肠经、补肾经、摩腹、捏脊、上推七节骨等基本推拿手法治疗。

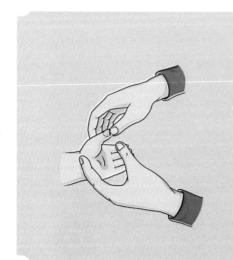

1.补脾经100~300次。

定位：拇指末节螺纹面。

操作：家长用拇指在孩子的拇指螺纹面上旋推。

2.补大肠经100～300次。

定位：食指桡侧缘，自食指尖至虎口成一直线。

操作：家长用拇指在孩子食指外侧缘自指尖直推向虎口。

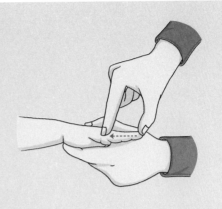

3.摩腹100次。

定位：腹部中间、肚脐周围。

操作：家长四指并拢，用指腹逆时针摩腹100次。

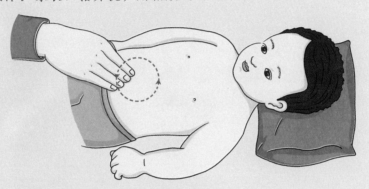

4.推上七节骨100～300次。

定位：位于腰部正中线，从命门（第二腰椎下凹陷中）至尾椎成一直线。

操作：家长用拇指桡侧或食指、中指两指指腹自孩子的尾骨向上直推至第二腰椎。

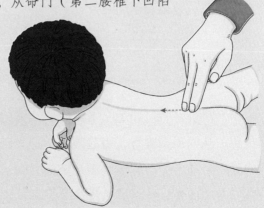

5.揉足三里50~100次。

定位：小腿外膝眼下四横指（孩子的手），胫骨外侧约一横指处。

操作：将孩子双腿微屈，家长用拇指指腹在孩子足三里处按揉。

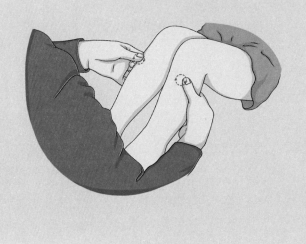

以上是基本的推拿手法，不同种类的腹泻还可以适当增加一两个推拿穴位进行组合，效果会更明显。

内伤饮食

小孩子脾胃虚弱，如果吃了生冷、油腻的食物，就可能给肠胃造成极大的负担，从而损伤脾胃，引起腹泻。这类因饮食不规律或消化功能失常引起的腹泻，通常会有腹痛胀满、泻前哭闹、大便量多酸臭、口臭或伴呕吐、苔厚腻等症状。针对内伤饮食引起的腹泻在推拿时可增加清胃经。

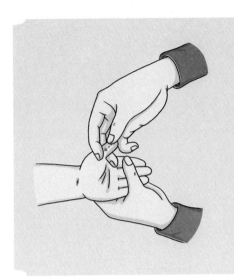

清胃经150次。

定位：靠近掌面的大拇指第一节。

操作：家长用拇指指端从孩子拇指第二节推向指根。

感受外邪

小儿腹泻的发生与气候有密切关系，秋季气温多变，不少婴幼儿受凉、抵抗力下降，染上了腹泻病毒。另外，如果小儿喂养时的奶瓶、奶嘴等器具消毒不彻底，也容易引发腹泻。这时在进行推拿时便可增加推三关进行辅助治疗。

推三关200次

定位：位于前臂桡侧，自腕横纹至肘横纹成一直线。

操作：家长用左手握住孩子前臂，右手大拇指自手腕横纹沿前臂外侧缘直推向肘关节。

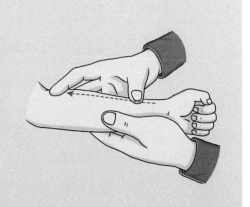

脾胃虚弱

孩子本身脾胃虚弱，一不留神就可能导致脾胃受损。脾胃功能失调，吃进去的食物、喝进去的水无法正常消化，就会引起腹泻。对于脾胃虚弱引起的腹泻，在推拿时要增加捏脊。

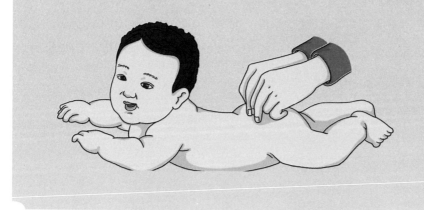

捏脊5遍
定位：大椎至尾骨端成一直线。
操作：家长的食指、中指两指在上，拇指在下，从尾骨一直向上捏至大椎穴，每交替捻动3次，便轻轻向上提1次。

脾肾阳虚

脾肾阳虚引起的腹泻，相比其他类型病情较重，属于寒泻。可能是因为孩子之前吃了过多的苦寒攻伐之药，或者大病后调理不当，或者久泻不止损伤了脾胃之阳，当然，也可能是孩子先天不足引起的。脾肾阳虚型腹泻的孩子通常怕冷，四肢发凉，精神不太好，久泻不止，便中有未消化的食物。这类腹泻在推拿时可增加补肾经。

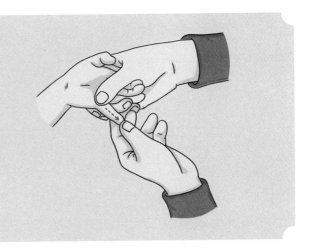

补肾经200次。

定位： 小指末节螺纹面。

操作： 家长将孩子的小指伸直，由螺纹面向指尖方向直推。

学会了上面的方法，家长们也可以在孩子腹泻时帮助孩子推拿，以减少病痛，提高抵抗力。另外，做好小儿腹泻的预防工作也很重要。要为孩子的饮食把关，合理控制饮食。当孩子实在没有胃口吃东西时，不要强迫孩子进食。

腹痛

孩子腹痛虽然常见，但也疏忽不得。症状轻的，很快就能恢复，如果症状加重，则很可能带来严重的后果。所以，关注孩子的身体，了解孩子的病因至关重要。孩子是不是吃坏东西了？还是肚子里有虫子抑或孩子本身体质差？无论出于哪种原因，家长都要在孩子发病初期仔细观察，以便最大限度地给医生提供可靠的病情信息。

1.补脾经100~300次。

定位：拇指末节螺纹面。

操作：家长用拇指在孩子的拇指螺纹面上旋推。

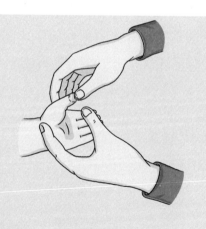

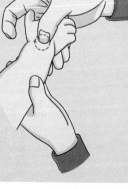

2.揉一窝风1~2分钟。

定位：在手腕背侧，腕横纹中央。

操作：家长用拇指在孩子手腕背侧、腕横纹中央凹陷处揉。

3.推三关100~300次。

定位：位于前臂桡侧，自腕横纹至肘横纹成一直线。

操作：家长用左手握住孩子前臂，右手大拇指自手腕横纹沿前臂外侧缘直推向肘关节。

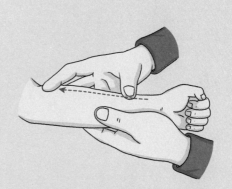

4.摩腹部5分钟。

定位：腹部中间、肚脐周围。

操作：家长用手掌或者食指、中指、无名指三指在孩子的腹部轻轻地摩动，顺时针、逆时针各半。

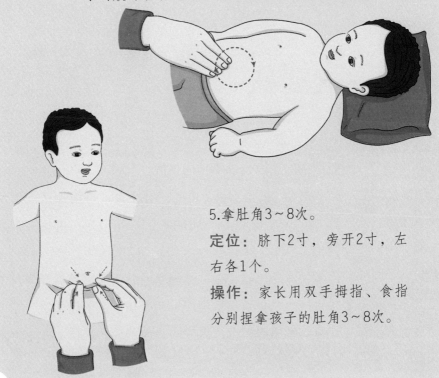

5.拿肚角3~8次。

定位：脐下2寸，旁开2寸，左右各1个。

操作：家长用双手拇指、食指分别捏拿孩子的肚角3~8次。

6.揉天枢1~2分钟

定位：肚脐旁开2寸，左右各1个。

操作：家长把食指、中指两指分别放在孩子的天枢穴上揉按。

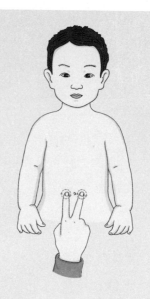

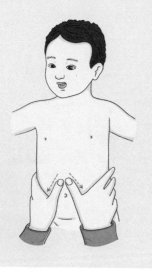

7.分推腹阴阳100次。

定位：上腹部。

操作：家长用双手拇指沿孩子的肋弓边缘，或自中脘至脐，向两旁分推。

如果孩子在腹痛的同时伴有食欲不佳的情况，父母可为孩子增加推四横纹100次；大便干燥者则增加清大肠200次；呕吐者，可增加从腕横纹推向拇指根200次。根据孩子出现的不同症状，酌情应对，可提高推拿的效果。

另外，腹痛的孩子要注意保暖，避免受到寒邪的侵袭。家长要为孩子营造一个愉快的生活氛围，让孩子作息规律。如果孩子是阳虚体质，除了要做适当的推拿，还应该依照医嘱进行对应的身体调养，这样才能减少腹痛的发生。

便秘

孩子如果饮食和作息时间不规律，3~5天才排便一次，或者大便干燥坚硬，甚至排便出血，就是便秘。

孩子为什么会便秘呢？一般来说，平日里不喜欢喝水的孩子，先天气血亏失的孩子，都比较容易便秘。这是因为，不喝水身体就处于偏干的状态，致使肠道积热，从而气血不足，津液太少也不足以润肠。这两种原因都会导致大肠功能失常，使得粪便在肠道停留时间过长，粪质变得干燥、坚硬，从而引发便秘。

不管是什么原因引起的便秘，都可以采用下面的推拿方法来改善症状。

1.清大肠经100~300次。

定位： 食指桡侧缘，自食指尖至虎口成一直线。

操作： 家长用拇指在孩子食指外侧缘自虎口直推向指尖。

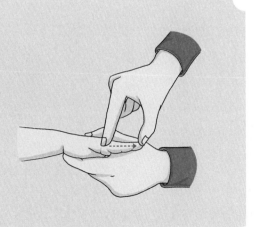

2.摩腹部5分钟。

定位： 腹部中间、肚脐周围。

操作： 家长用手掌或者食指、中指、无名指三指
在孩子的腹部轻轻地摩动，顺时针持续5分钟。

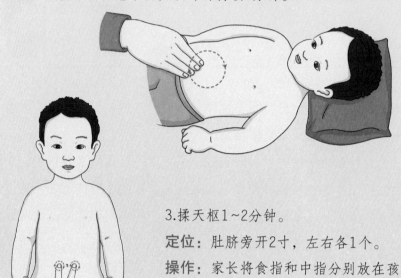

3.揉天枢1~2分钟。

定位： 肚脐旁开2寸，左右各1个。

操作： 家长将食指和中指分别放在孩
子的天枢穴上揉按。

4.推下七节骨300次。

定位： 位于腰部正中线，
从命门（第二腰椎下凹陷
中）至尾椎成一直线。

操作： 家长用拇指桡侧
或食指、中指指腹自孩
子的第二腰椎向下直推
向尾骨。

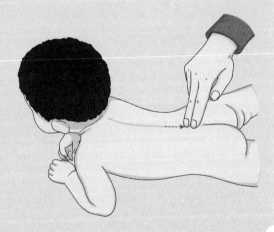

5.揉龟尾50次。

定位：尾骨端。

操作：家长用食指或大拇指在孩子尾骨端按揉。

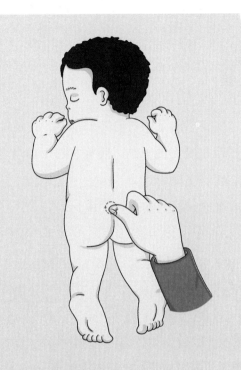

6.揉足三里1~3分钟。

定位：小腿外膝眼下四横指（孩子的手），胫骨外侧约一横指处。

操作：孩子双腿微屈，家长用拇指指腹在孩子足三里处按揉。

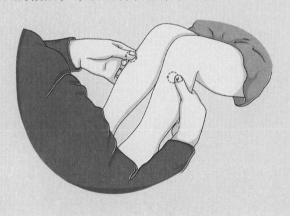

　　从症状表现上说，便秘又分为实秘和虚秘两类，所以除了上面的基本手法外，大家还要根据具体的症状增加一些穴位进行按摩。

实秘

实秘指的是肠胃有实邪郁结，造成腑气不通，引发便秘。得了实秘的孩子会出现大便干结、腹痛、口干口臭、嗳气等症状，而且小便浓黄、量少，舌苔黄腻。

推拿时可增加下列穴位。

1.清脾经200次。

定位：拇指末节螺纹面。

手法：家长用拇指自孩子的拇指螺纹面向指根方向直推。

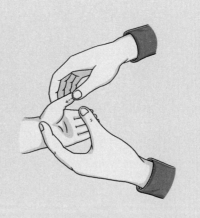

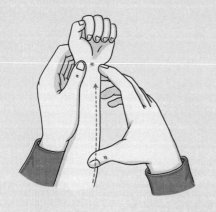

2.退六腑100～300次。

定位：在前臂尺侧，自肘关节至腕横纹成一直线。

操作：家长用拇指指腹或食指、中指指腹自孩子的肘横纹向腕横纹推动。

虚秘

虚秘其实就是虚证所致的便秘。常见的虚证有疲劳过度、饮食内伤、病后体虚等。得了虚秘的孩子，大便并不十分干硬，但排便时用力也难出。此外，除了大便难解外，孩子还会感觉腹胀、食欲不振，常会因此哭闹。

推拿时可增加下列穴位。

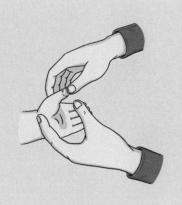

1.补脾经100~300次。

定位：拇指末节螺纹面。

操作：家长用拇指在孩子的拇指螺纹面上旋推。

2.推三关200次。

定位：在孩子前臂桡侧，自腕横纹至肘横纹成一直线。

操作：家长用左手握住孩子前臂，右手大拇指自手腕横纹沿前臂外侧缘直推向肘关节。

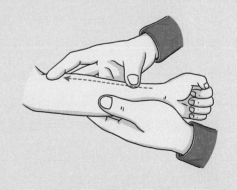

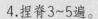

3.补肾经200次。

定位：小指末节螺纹面。

操作：家长将孩子的小指
伸直，由螺纹面向指尖方
向直推。

4.捏脊3~5遍。

定位：大椎至尾骨端成一直线。

操作：家长将食指、中指两指在上，拇指在下，从孩子的尾骨
一直向上捏至大椎穴，每交替捻动3次，便轻轻向上提1次。

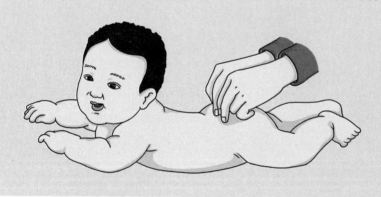

　　此外，我建议父母好好关注孩子的饮食习惯。我接诊过这样一个小朋
友，好几天大便一次且大便偏干，面色暗，食欲不振。经询问得知，孩子
经常喝含活性乳酸菌的饮品，几乎每天都喝，喝了一年多了。在此之前，
他的大便一直很规律。可见，他的便秘就是乳酸菌导致的。乳酸菌对人体
肠道确实有益，但是对小孩子却并不适合，尤其不能长期饮用。孩子脏腑
娇嫩，常摄入这些外源性的东西，会妨碍正常的生理功能。

　　平时要让孩子养成定时排便的习惯，如果发现孩子超过两天才排便一
次，就要采取按摩手法来调节一下，会有不错的效果。

呕吐

呕吐是婴幼儿时期的常见病症。中医说,有声无物为呕,有物无声为吐。临床上呕与吐常常同时出现,所以称为呕吐。年轻的父母们对孩子经常性的呕吐百思不得其解。其实,道理很简单,外感六淫之邪和内伤乳食是引起小儿呕吐的最常见病因。这是因为呕吐的病位在胃,胃气以降为顺,如果胃气不和,上逆则为呕吐。胃气不和可通过以下几个步骤进行改善。

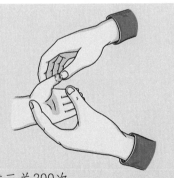

1.补脾经100~300次。

定位:拇指末节螺纹面。

操作:家长用拇指在孩子的拇指螺纹面上旋推。

2.推三关200次。

定位:在孩子前臂桡侧,自腕横纹至肘横纹成一直线。

操作:家长用左手握住孩子前臂,右手大拇指自手腕横纹沿前臂外侧缘直推向肘关节。

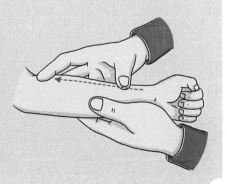

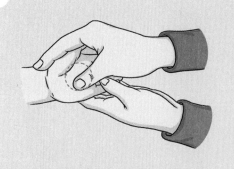

3.运内八卦1~3分钟。

定位：以掌心为圆心，以圆心到中指指根横纹约2/3处为半径所做的圆。

操作：家长用拇指在孩子手掌的内八卦上做顺时针环形运动。

4.推四横纹100~200次。

定位：掌面食指、中指、无名指、小指指掌关节横纹处。

操作：将孩子四指并拢，家长用拇指指腹从食指推到小指部位。

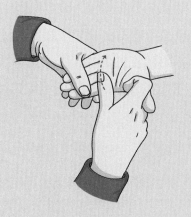

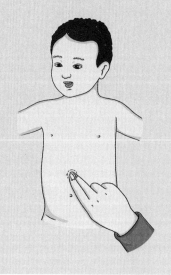

5.揉中脘1~3分钟。

定位：肚脐正中直上4寸。

操作：家长用拇指在中脘穴上做回旋揉动作。

针对引起呕吐的不同原因，推拿治疗的方法也稍有差异。

伤食引起的呕吐

若孩子饮食不节，吃了生冷、甘甜、肥腻等不易消化和吸收的食物会引发伤食型呕吐。此时，孩子的呕吐物是酸臭的，多见小的乳块或不消化食物，口气也不好闻，也没有食欲，腹部胀痛，舌苔又多又腻。推拿时可增加揉足三里。

揉足三里1~3分钟。

定位：小腿外膝眼下四横指（孩子的手），胫骨外侧约一横指处。

操作：将孩子双腿微屈，家长用拇指指端在孩子的足三里处按揉。

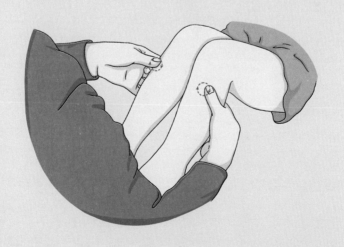

胃热引起的呕吐

胃火型呕吐是由于孩子过食辛辣之物让胃里有了火气而引发的呕吐。孩子的呕吐物往往是酸臭的，口渴得厉害，总是想喝水，身上发热、烦躁不安、小便黄、大便干、嘴唇又红又干。推拿时可增加下面两个步骤。

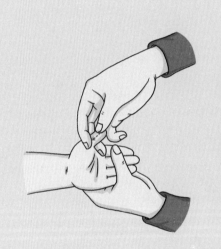

1.清胃经100~300次。

定位：靠近掌面的大拇指第一节。

操作：家长用拇指指端从孩子的拇指第二节推向指根。

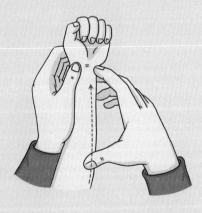

2.退六腑100次。

定位：在前臂尺侧，自肘关节至腕横纹成一条直线。

操作：家长用拇指指腹或食指、中指指腹自孩子的肘横纹推向腕横纹。

胃寒引起的呕吐

胃寒引起的呕吐很常见。婴幼儿的脾胃较为虚弱，如果过食生冷之物或者腹部受寒，就会引起寒邪犯胃，使胃气上逆引起呕吐。孩子的呕吐物通常较为清稀，朝食暮吐，手脚不温，腹痛喜按。按摩应以温中散寒、降逆止呕为原则。

推拿时可增加下面两个穴位。

1.揉外劳宫2分钟。

定位： 在手背中央，与内劳宫相对。

操作： 家长用拇指指腹在孩子的外劳宫穴上旋转揉动。

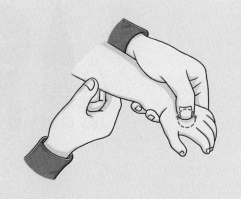

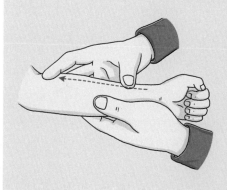

2.推三关50次。

定位： 在孩子前臂桡侧，自腕横纹至肘横纹，成一直线。

操作： 家长用左手握住孩子前臂，右手食指、中指两指自手腕横纹沿前臂外侧缘直推向肘关节。

此外，当孩子发生呕吐时，家长应该立即将孩子的头侧向一边，最好是侧卧姿势，以免呕吐物呛入气管，引发吸入性肺炎。另外，不要让孩子乱动，少给他吃生冷、油腻的食物，饮食要定时定量，食材要新鲜、卫生。对于尚处于哺乳期的婴儿，喂奶不宜过急，以防吞入空气过多，发生呕吐。

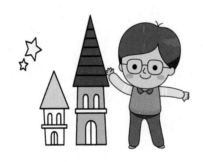

痢疾

在以往的接诊病例中，有个得了痢疾的孩子给我留下了深刻印象。我记得那是个三伏天，这个不到4岁的小男孩被妈妈抱来的时候腹痛难忍，整个人蔫蔫的，脸都发白了。我测得他的体温为38.8℃，经过询问得知，孩子白天在幼儿园吃了很多西瓜，后来又参加了园里组织的跑步比赛，然后就腹痛，大便有脓血。结合具体情况，这个孩子基本可以确诊为寒湿痢疾。简单地说就是孩子吃多了生冷瓜果，身体里的阳气受损，后来又出汗受了风寒，寒湿之气在孩子体内损伤脾阳而发病。要知道，小孩子肠胃娇嫩，最易被邪毒侵袭，湿热、疲劳、饥饿以及病后初愈等情形都可能诱发痢疾。

对于急症，小儿推拿是很好的辅助治疗方法，可以在较短时间内缓解病情，但主要的治疗要依据孩子自身的病情及身体状况由医生综合考量。一般来说，临床上常见的痢疾类型有湿热痢疾和寒湿痢疾两种。症状表现略有不同，推拿方法上也有差异。

湿热痢疾

腹痛剧烈，里急后重，孩子多哭闹不安，痢下赤白脓血、腥臭，小便少、黄，嘴唇发干，舌苔黄腻。

1.清大肠经100~300次。

定位：食指桡侧缘，自食指尖至虎口成一直线。

操作：家长拇指在孩子食指外侧缘自虎口直推向指尖。

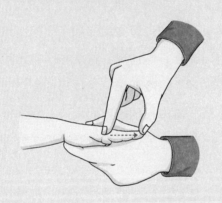

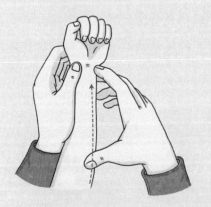

2.退六腑100~300次。

定位：在前臂尺侧，自肘关节至腕横纹成一条直线。

操作：家长用拇指指腹或食指、中指指腹自孩子的肘横纹推向腕横纹。

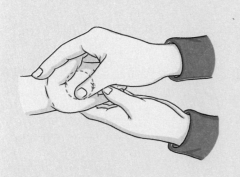

3.运内八卦200次。

定位：以掌心为圆心，以圆心到中指指根横纹约2/3处为半径所做的圆。

操作：家长用拇指在孩子手掌的内八卦上做顺时针环形运动。

4.推上七节骨100~300次。

定位：位于腰部正中线，从命门（第二腰椎下凹陷中）至尾椎成一直线。

操作：家长用拇指桡侧或食指、中指指腹自孩子的尾骨推向第二腰椎。

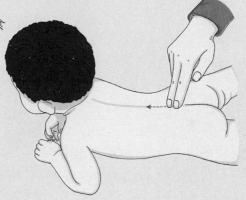

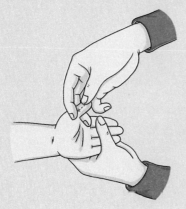

5.清胃经200次。

定位：靠近掌面的大拇指第一节。

操作：家长用拇指端从孩子拇指第二节推向指根。

寒湿痢疾

寒湿痢疾引起的腹痛拘急，里急后重，不仅腹痛而且还腹胀，没有胃口，舌苔白腻，神情疲乏，且便下有白色的黏液。

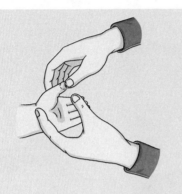

1.补脾经100~300次。

定位：拇指末节螺纹面。

操作：家长用拇指在孩子的拇指螺纹面旋推。

2.揉外劳宫1~3分钟。

定位：在手背中央，与内劳宫相对。

操作：家长用拇指指腹在孩子的外劳宫穴上旋转揉动。

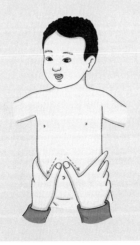

3.分推腹阴阳200次。

定位：上腹部。

操作：家长用双手拇指沿孩子的肋弓边缘，或自中脘至脐，向两旁分推。

4.揉足三里1～3分钟。

定位：小腿外膝眼下四横指（孩子的手），胫骨外侧约一横指处。

操作：孩子双腿微屈，家长用拇指端在孩子足三里处按揉。

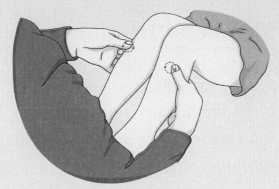

　　除了必要的治疗和辅助治疗之外，父母还要注意孩子平时的饮食，凉性的瓜果食物要少吃，饭前、便后要洗手，避免接触其他小朋友，以免传染给他人。发病后如果有发热迹象，要多给孩子喝水，也可以在水里加少许白糖补充糖分，以免津液耗损。痢疾是急性传染病，因此一定要先去医院明确诊断治疗，然后再辅以小儿推拿。

疳积（小儿营养不良）

　　小儿疳积，在现代医学里又叫作"小儿营养不良"，大多发生在5岁以下的儿童身上。得了疳积的孩子大都身形消瘦，面色萎黄，头发干枯。这是因为孩子胃功能受损，吃了东西消化很慢或基本不消化，所以无法保证正常饮食及营养吸收。随着症状加重，疳积后期的孩子腹部会胀得像小西瓜一样，而且青筋暴出，睡眠状况也不好。其显著症状为：白天精神不佳，晚上只能浅睡、少睡，甚至根本睡不着，重症时会出现磨牙、大便失常甚至紫斑的症状。

　　小儿推拿对疳积的治疗多在中前期，具体的操作方法如下。

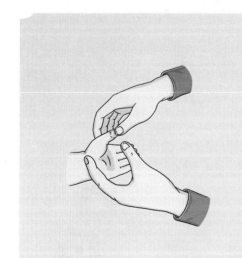

1.补脾经100～300次。

定位：拇指末节螺纹面。

操作：家长用拇指在孩子的拇指螺纹面上旋推。

2.补肾经100次。

定位：小指末节
螺纹面。

操作：家长将孩
子的小指伸直，由
螺纹面向指尖方向
直推。

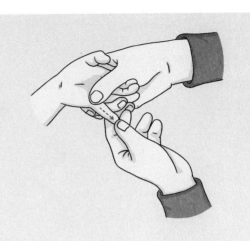

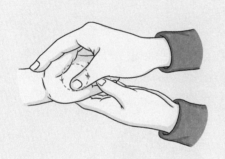

3.逆运内八卦1～3分钟。

定位：以掌心为圆心，以圆
心到中指指根横纹约2/3处为
半径所做的圆。

操作：家长用拇指在孩子手
掌的内八卦上做逆时针环形
运动。

4.推掐四横纹，推100~200次，
掐5~10次。

定位：掌面食指、中指、无名
指、小指掌指关节横纹处。

操作：将孩子四指并拢，家长用
拇指指腹从食指推到小指部位。
或用拇指指甲分别掐四个指间关
节横纹处。

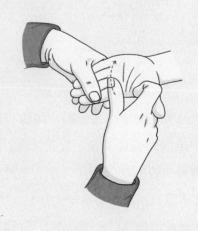

5.摩腹5分钟。

定位：腹部中间、肚脐周围。

操作：家长用手掌或者食指、中指、无名指三指在孩子的腹部轻轻地摩动，顺时针、逆时针各持续2.5分钟。

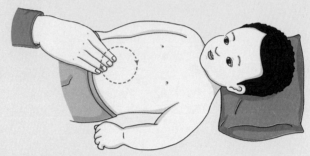

6.捏脊6遍。

定位：大椎至尾骨端成一直线。

操作：家长将食指、中指两指在上，拇指在下，从孩子的尾骨一直向上捏至大椎穴，每交替捻动3次，便轻轻向上提1次。

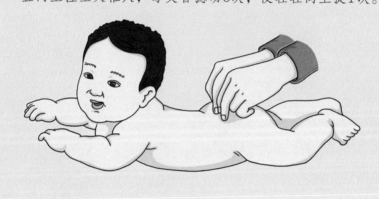

其实，对于小儿疳积，预防和护理比治疗更为重要。如果在平时的喂养中能做到少食多餐，营养均衡，忌生冷，少甜腻，基本就可以避免孩子的营养吸收问题。而且，在这个过程中，父母要有主见，不能盲目地相信"生长发育阶段要给孩子大补"之类的言论。孩子长身体所必需的营养，正常的饮食已经可以满足，不需要再刻意添加什么。另外，可以带孩子多接触大自然，新鲜的空气、温暖的阳光都是提高孩子体质的好帮手。

脱肛

脱肛是小儿常见病之一，患病的孩子大多有先天不足之处，或者是生病后体弱，偶尔也会因为痢疾、便秘引发病情。主要的症状表现是直肠从肛门脱出几厘米，严重的长达5厘米。脱出的部分又红又肿，无法收回肛门内，孩子会感觉疼痛难忍，甚至不能正常行走。

从中医病理角度来说，小儿脱肛可以分为实热脱肛和气虚脱肛两种类型。因为症状表现较为明显，一般较好诊断。从辅助治疗的方法上看，推拿治疗效果显著。

实热型脱肛

通常表现为大便时剧痛，脱出部分红肿且有瘙痒感，小便短黄，大便干燥，指纹发紫。

推拿时可采用下面的方法。

1.清脾经100～300次。

定位： 拇指末节螺纹面。

操作： 家长用拇指自孩子的拇指螺纹面向指根方向直推。

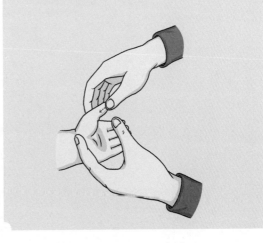

2.清大肠经100~300次。

定位：食指桡侧缘，自食指尖至虎口成一直线。

操作：家长用拇指在孩子食指外侧缘自虎口直推向指尖。

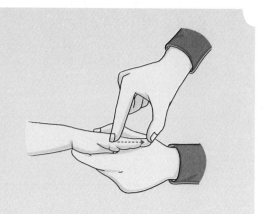

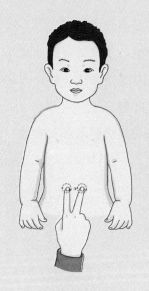

3.揉天枢2分钟。

定位：肚脐旁开2寸，左右各1个。

操作：家长将食指、中指两指分别放在孩子的天枢穴上揉按。

4.揉龟尾50次。

定位：尾骨端。

操作：家长用大拇指在孩子尾骨端按揉。

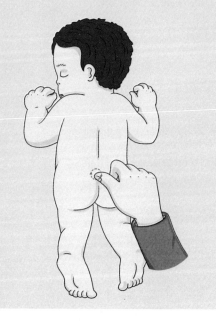

气虚型脱肛

通常表现为小腹部位有坠胀感、精神虚弱、面色发黄、身形消瘦、舌苔和指纹的颜色都很淡。

推拿时可采用下面的方法。

1.补脾经100~300次。

定位：拇指末节螺纹面。

操作：家长用拇指在孩子的拇指螺纹面旋推。

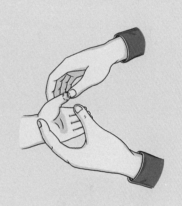

2.补大肠经100~300次。

定位：食指桡侧缘，自食指尖至虎口成一直线。

操作：家长用拇指在孩子食指外侧缘自指尖直推向虎口。

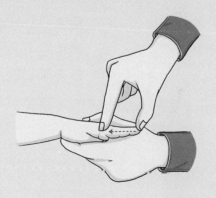

3.揉百会2分钟。

定位：头顶正中线与两耳尖连线的交叉点。

操作：家长用一手扶住孩子头部，另一手拇指在孩子的百会穴上点揉。

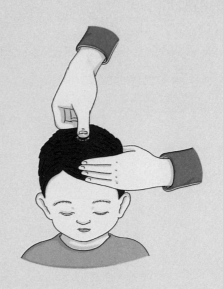

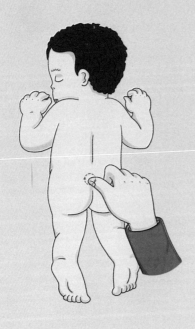

4.揉龟尾50次。

定位：尾骨端。

操作：家长用大拇指在孩子尾骨端按揉。

5.捏脊3~5遍。

定位： 大椎至尾骨端成一直线。

操作： 家长将食指、中指两指在上，拇指在下，从孩子的尾骨一直向上捏至大椎穴，每交替捻动3次，便轻轻向上提1次。

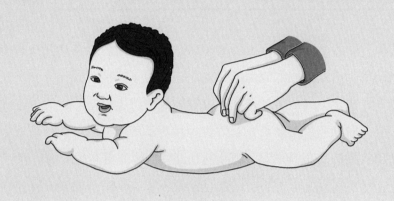

　　小儿脱肛是完全可以预防的。在平时的饮食中要注意营养的搭配，保证蔬菜水果的摄入量，这样可以有效防止腹泻和便秘，因为腹泻和便秘正是小儿脱肛的最大隐患。另外，在每次大便后应用温开水给孩子清洗肛门，同时注意肛门及阴部的卫生，这样可以有效预防肛门感染细菌。

肠绞痛

肠绞痛，虽然字面意思是说肠道疼痛，但事实上肠道本身并没有什么病，只是肠管平滑肌的剧烈收缩所致的腹痛。得了这种病的孩子会出现阵发性的绞痛，痛感持续数分钟或数十分钟，绞痛感十分剧烈，偶尔还可伴有呕吐。婴儿时期肠系膜较长，肠的位置相对不固定，所以更容易发病。而且，从以往接触的病例来看，肥胖的、健壮的婴儿更容易发病。

孩子一旦发病，常常是小脸通红、哭闹不止、手脚乱动。当绞痛一停止，立即恢复正常，不再哭闹，吃饭玩耍也恢复如初。因为肠绞痛发病次数少、时间短，所以不易引起家长们的注意。有的孩子已经连续发作几天或几周，有的甚至断断续续发作数月后才被发现是肠绞痛。

采用推拿手法来缓解肠绞痛，效果不错，方法如下。

1.补脾经100次。

定位：拇指末节螺纹面。

操作：家长用拇指在孩子的拇指螺纹面旋推。

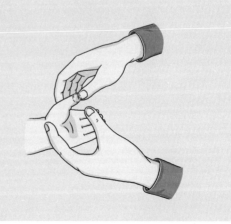

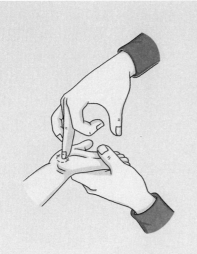

2.揉小天心100次。

定位： 手掌大、小鱼际交接处凹陷中。

操作： 家长用拇指或中指指腹置于孩子的小天心做环状旋转揉动。

3.揉一窝风100次。

定位： 在手腕背侧，腕横纹中央。

操作： 家长用拇指在孩子手腕背侧、腕横纹中央凹陷处揉。

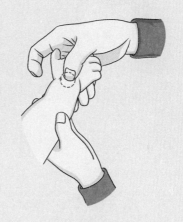

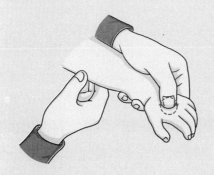

4.揉外劳宫1分钟。

定位： 在手背中央，与内劳宫相对。

操作： 家长用拇指指端在孩子的外劳宫穴上旋转揉动。

5.摩腹2分钟。

定位：腹部中间、肚脐周围。

操作：家长用手掌或者食指、中指、无名指三指
在孩子的腹部轻轻地顺时针摩动。

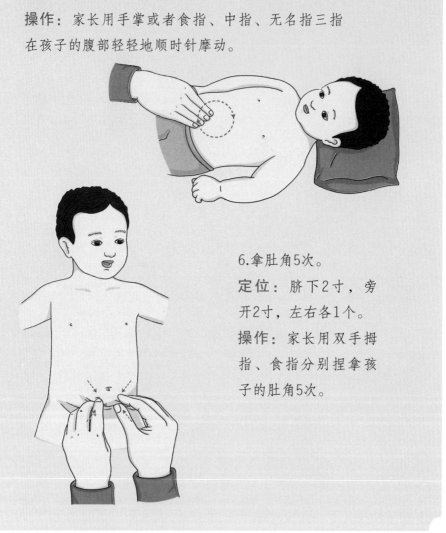

6.拿肚角5次。

定位：脐下2寸，旁
开2寸，左右各1个。

操作：家长用双手拇
指、食指分别捏拿孩
子的肚角5次。

　　每个步骤推拿的次数要根据孩子的年龄而定，孩子越小，推拿的次数
越少。在推拿之前，可以先给孩子听一些柔和的音乐，使他安静下来，也
可以让孩子俯卧在家长的大腿上，用手在背部轻轻地拍打，这样可使孩子
安静下来。

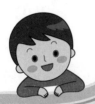

第六章
小儿皮肤病推拿法

当孩子患有皮肤上的疾病时，妈妈可以尝试用没有副作用的推拿代替各种外敷的药膏，而且用妈妈的双手呵护孩子的健康，孩子更乐于接受。

小儿急疹

什么是小儿急疹？小儿急疹多有高热、皮疹这两个显著的特点，而且春季、秋季这两个季节高发。小儿急疹没有性别差异，男孩、女孩都可能得。不过，从年龄上来说，2岁以下的婴幼儿最常见。另外，要注意，小儿急疹有潜伏期，一般为5~15天。

正因为有这样的潜伏期，小儿急疹初期基本没什么预兆。当父母发现孩子体温突然上升，并伴有高热不退、咳嗽、食欲不振时，已经是病情严重了。不少父母在这个时候往往盲目选择退烧药，殊不知在未确诊之前就随便用药会加重病情。而且，即使吃药后体温有所下降，也大多会反复，治标不治本。疹出热退是本病的特点。皮疹多为红色斑点丘疹。

相反，如果用小儿推拿来为孩子治疗急疹，那么效果会好得多。而且，可以从根本上调理孩子的身体，帮助孩子增强抵抗能力。但是，如果推拿后退热效果不显著的话，要带孩子看医生，选择更合适的治疗方法，切勿耽误病情。

小儿急疹大致可以分为两个阶段：发热期、出疹期。根据两个阶段的不同表现，我们要采用不同的推拿步骤。

小儿急疹发热期

幼儿在发热期体温会突然不明原因地升高，达到39~40℃，而且持续不退。即使喂了退烧药退了下来，不久体温还会升高。不过，孩子的状态还可以，除了精神略差一点儿，饮食、玩耍照常。这时候推拿的主要目的是帮助退热，改善不适。可采用下列手法。

1.开天门100~300次。

定位：眉心至前发际成一直线。

操作：家长用双手拇指自孩子的两眉头中间，交替向上直推到额头上的发际处。

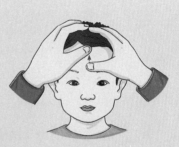

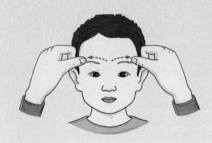

2.推坎宫100~300次。

定位：自眉心起沿眉向眉梢成一横线。

操作：家长用两拇指桡侧自孩子的眉心向眉梢做分推。

3.运太阳100次。

定位：两侧眉梢与眼角延长线相交处，眉后凹陷处。

操作：家长用两拇指指端在穴位上做弧形或者环形运转推动。

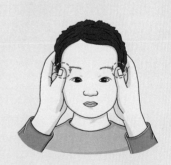

4.清肺经200次。

定位：无名指末节螺纹面。

操作：家长用左手握住孩子的手，用右手拇指自孩子的无名指指尖向指根直推。

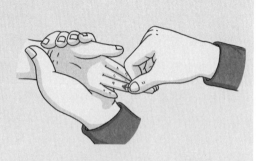

5.清天河水100~300次。

定位：前臂内侧正中，腕横纹至肘横纹成一直线。

操作：家长用食指、中指指腹自孩子的腕横纹推向肘横纹。

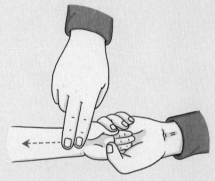

6.退六腑200次。

定位：在前臂尺侧，自肘关节至腕横纹成一条直线。

操作：家长用拇指指腹或食指、中指指腹自孩子的肘横纹推向腕横纹。

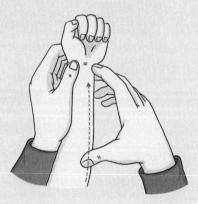

出疹期

发热期一般持续3天左右，然后会进入出疹期。这时孩子的体温会迅速恢复正常，热退同时或稍后，孩子身上会出现细小的、清晰的玫瑰色斑点状密集皮疹。一般疹出后1~2天会自行消退，皮肤上不会留下色素沉着。在出疹期，可采用下面的推拿手法。

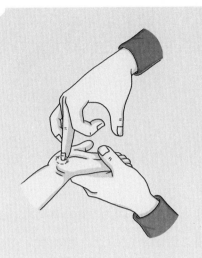

1.揉小天心100次。

定位：手掌大、小鱼际交接处凹陷中。

操作：家长用拇指或中指指腹置于孩子的小天心做环状旋转揉动。

2.推三关100次。

定位：在孩子前臂桡侧，自腕横纹至肘横纹成一直线。

操作：家长用左手握住孩子前臂，右手食指、中指两指自手腕横纹沿前臂外侧缘直推向肘关节。

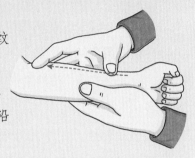

　　目前，西医对小儿急疹也没有什么特殊疗法，主要是对症处理，及时退烧。小儿急疹发病率高，但是并不可怕，只要在出疹前注意观察和控制体温就好。需要注意的是，父母要避免过早、过度降温，以免疹出不透；小儿急疹属于病毒感染，不能乱用抗生素。父母可以把物理降温和小儿推拿结合起来，只要控制体温不要过高即可。

湿疹

　　湿疹在小宝宝的成长过程中是很常见的，中医称之为"奶癣"。湿疹多为体质过敏、风湿侵袭、搏于气血而发。

　　宝宝得了湿疹会让父母心烦意乱，因为湿疹会反复发作，而且发病时孩子皮肤瘙痒，难以忍受，会不断地哭闹，影响正常的饮食和睡眠。湿疹多见于6个月到1岁的婴幼儿。得了湿疹的孩子面颊上会接二连三地出现小红疹，然后是额头、脖子、前胸等位置，出了疹子，疹子变成水疱，破了以后流水，最后结成黄色的痂。如果不积极预防就会越长越大。湿疹的病因目前尚不清楚，但过敏体质、精神紧张、情绪受刺激等容易诱发湿疹。

　　西医多用激素类的外敷药物治疗湿疹，症状可以缓解，但容易复发，而且还有很多副作用。用小儿推拿治疗湿疹，不仅绿色安全，没有毒副作用，而且还可以帮助孩子减轻症状、缩短病程。具体方法如下：

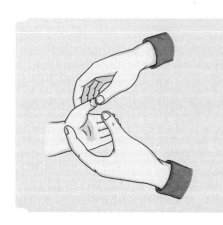

1.补脾经200次。

定位： 拇指末节螺纹面。

操作： 家长用拇指在孩子的拇指螺纹面旋推。

2.补肾经200次。

定位：小指末节螺纹面。

操作：家长将孩子的小指伸直，由螺纹面向指尖方向直推。

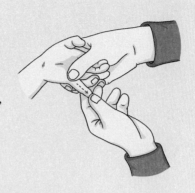

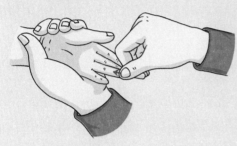

3.清肺经200次。

定位：无名指末节螺纹面。

操作：家长用左手握住孩子的手，用右手拇指自孩子的无名指指尖向指根直推。

4.清肝经200次。

定位：食指末节螺纹面。

操作：家长用拇指指腹自孩子食指螺纹面向指根方向直推。

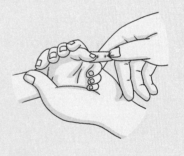

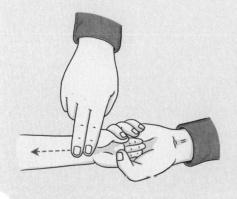

5.清天河水150次。

定位：前臂内侧正中，腕横纹至肘横纹成一直线。

操作：家长用食指、中指指腹自孩子的腕横纹推向肘横纹。

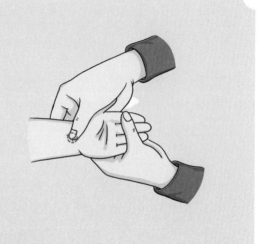

6.揉总筋100次。

定位：在掌后腕横纹的中点。

操作：家长用一手托住孩子左手，另一手拇指或中指在孩子总筋处旋转揉动。

除了推拿治疗，在平时的生活里我们也可以有效地预防小儿湿疹。容易引发过敏的食物尽量别让孩子吃；贴身衣物应选纯棉制品，减少化纤和羊毛织物的刺激；温水洗脸、洗澡，保持皮肤清洁；家里有养宠物的，避免孩子被抓，防止病情加重。

荨麻疹

　　荨麻疹其实就是我们俗称的"风疹块"，是一种常见的儿科病。得了这种病的孩子先感觉皮肤瘙痒，然后出现红色或白色的团块状皮损，其实，这也是孩子皮肤已经过敏的一种表现。

　　那为什么会称它是风疹块、风团呢？因为它来去迅速，像风一样，皮损成团块状，所以形象地称为风团、风疹块。中医认为，风有内外之分，自外而入的，六淫之首的风邪为外风；自内而生的，由于脏腑功能失调而致的为内风。荨麻疹主要是风热之邪客于肌肤体表而致。如果食用鱼、虾、蟹等动物性食品，脾胃运化不足，内热丛生，与外风相结，就更容易发病了。

　　治疗荨麻疹的推拿步骤如下。

1.补脾经200次。

定位： 拇指末节螺纹面。

操作： 家长用拇指在孩子的拇指螺纹面旋推。

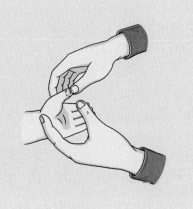

2.清肺经200次。

定位：无名指末节螺纹面。

操作：家长用左手握住孩子的手，用右手拇指自孩子的无名指指尖向指根直推。

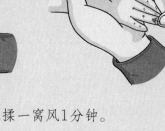

3.揉一窝风1分钟。

定位：在手腕背侧，腕横纹中央。

操作：家长用拇指在孩子手腕背侧、腕横纹中央凹陷处按揉。

4.推三关200次。

定位：在孩子前臂桡侧，自腕横纹至肘横纹成一直线。

操作：家长用左手握住孩子的前臂，右手拇指自手腕横纹沿前臂外侧缘直推向肘关节。

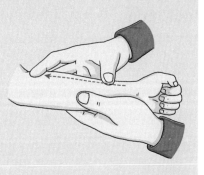

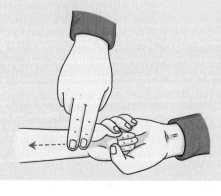

5.清天河水100~300次。

定位：前臂内侧正中，腕横纹至肘横纹成一直线。

操作：家长用食指、中指指腹自孩子的腕横纹推向肘横纹。

6.揉曲池

定位：屈肘时，肘横纹外侧的凹陷处。

操作：先将孩子胳膊弯曲，家长用一手托住其腕部不动，另一手握住肘部，用拇指掐揉。

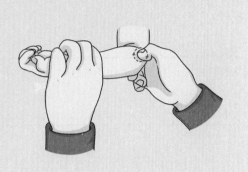

7.揉百虫窝3~5次。

定位：膝上内侧肌肉丰厚处。

操作：让孩子屈膝，家长用拇指指腹点按百虫窝穴。

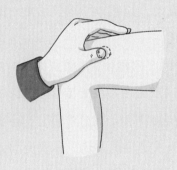

　　总体来说，通过小儿推拿治疗荨麻疹有很好的疗效，但对突发的严重的荨麻疹，则应配合有关抗过敏药物。家长应给孩子多吃清淡又好消化的食物，如蔬菜、水果等，多喝茶水，不吃鱼、虾、蟹等食物，同时，还应避免受风着凉。

水痘

　　传染性的小儿皮肤病最常见的就是水痘了。从理论上说，未满一岁的婴儿得水痘的概率很小，因为他们体内尚有来自母体的抗体。1岁以后患病率升高，但患水痘一次可以获得终生免疫。虽然现在得水痘的孩子少了，但是这种病传染性很强，尤其是在幼儿园或小学等孩子集中的地方更容易传染，所以父母们还是要多加注意。

　　水痘最初的症状是皮疹状，但在一天之内就会变成黄豆大小的水疱，而且，水痘都有痛痒感，分批出现。第一批3天左右变干结痂后，新的一批又出来。少数孩子因为生水痘而引发肺炎或中耳炎，十分严重，不容小觑。

　　水痘有轻症也有重症，轻症时一般只是轻微发热、鼻塞流涕，而且水痘的分布比较稀疏，主要集中在躯干，疹色红润，皮肤有痒感。这时候，父母可以帮助孩子推拿，缓解病情。

1.开天门30~50次。

定位：眉心至前发际成一直线。

操作：家长用双手拇指自孩子的两眉头中间交替向上直推到额头上的发际处。

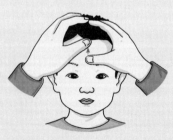

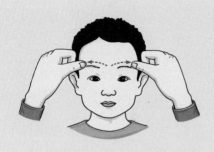

2.推坎宫30~50次。

定位：自眉心起沿眉向眉梢成一横线。

操作：家长用两拇指桡侧自孩子的眉心向眉梢做分推。

3.运太阳30~50次。

定位：两侧眉梢与眼角延长线相交处，眉后凹陷处。

操作：家长用两拇指指端在穴位上做弧形或者环形运转推动。

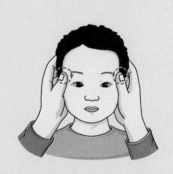

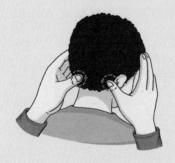

4.揉耳后高骨50次。

定位：耳后入发际高骨下凹陷处。

操作：家长用一只手扶住孩子的前额，另一只手的拇指和食指分别放在耳后高骨上按揉。

5.补脾经50次。

定位：拇指末节螺纹面。

操作：家长用拇指在孩子的拇指螺纹面旋推。

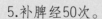

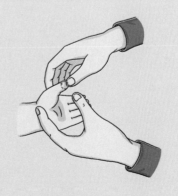

6.清肝经50次。

定位：食指末节螺纹面。

操作：家长用拇指指腹自孩子的食指螺纹面向指根方向直推。

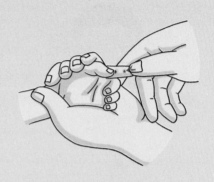

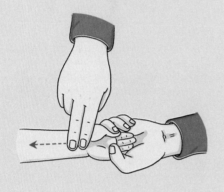
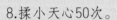

7.清天河水100次。

定位：前臂内侧正中，腕横纹至肘横纹成一直线。

操作：家长用食指、中指指腹自孩子的腕横纹推向肘横纹。

8.揉小天心50次。

定位：手掌大、小鱼际交接处凹陷中。

操作：家长用拇指或中指指腹置于孩子的小天心做环状旋转揉动。

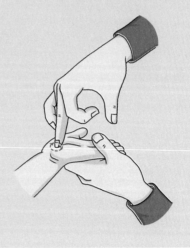

　　水痘重症的孩子会表现为精神状况不好、高热、口渴、大便干结、小便短赤等。此时，父母应该及时将孩子送往医院，以免延误病情。在孩子治疗水痘期间，父母可以做些小儿推拿辅助治疗，比如通过清天河水、退六腑的手法来给孩子清热解毒，之后再加上揉一窝风、补脾经、补肾经等手法帮助孩子凉血、疏风、泄热。这样，孩子的水痘也就能很快治愈了。

水痘应该以预防为主，打水痘疫苗是最好的预防方式。在日常生活中，家长除了要增强孩子的身体抵抗力外，还要让孩子远离传染源。不过，预防并不等同于回避，一旦发现孩子染上了水痘，就应立即进行隔离，隔离期限为从发病到皮疹全部结痂。在孩子患水痘期间，家长需督促孩子卧床休息，并加强护理，勤洗手，勤修甲，避免孩子在痛痒难忍时，不自觉地抓破患处而引起继发感染。在饮食上也要注意，应以清淡为主，尽量选择易于消化的食物，多喝白开水，尽量不喝饮料。只有预防和治疗相结合，才是正确面对疾病的最好方法。

冻疮

冬天的时候，有的孩子明明穿得很多，但还是会手脚冰冷，甚至生冻疮，这是为什么呢？因为孩子体内阳气不足，肌肤又比成人娇嫩，经不起寒湿的侵犯。一般说来，被寒气侵犯后身体里的阳气不足，阻碍了气血的正常运行，有了瘀血之后冻疮也就跟着来了。也正是由于这个原因，我们发现，冻疮多发生在身体上保暖不到位的地方，比如手脚、鼻尖、耳郭和面颊等位置。

当发生冻疮的时候，可以用推拿手法来缓解症状。不过，在这里需要说明的是，因为冻疮发生的部位不同，所以推拿手法上也有小的差异。

耳部冻疮

当耳朵长期裸露在低于0℃的环境下时就可能产生冻疮，这时孩子的耳朵会通红，一碰有痛感。在温暖的房间里耳朵会发痒。

可用的推拿方法如下。

1.揉冻疮1~3分钟。

定位：耳部冻疮部位。

操作：家长用拇指、食指或中指的指腹捏揉、搓捻冻疮部位。

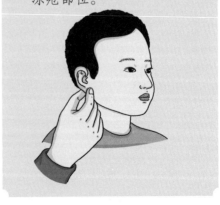

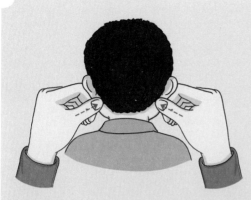

2.按翳风1分钟。

定位：耳垂后，在耳后乳突与下颌角之间的凹陷处。

操作：家长用双手拇指或食指缓缓用力按压孩子耳垂后方的翳风穴。

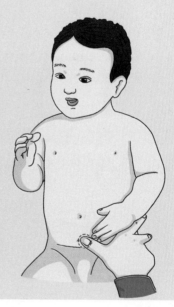

3.揉关元1~5分钟。

定位：肚脐以下三寸处。

操作：家长将拇指对准孩子肚脐下的关元穴按揉。

鼻尖冻疮

鼻子是极容易受冻的部位，当气温较低时，脸部血液循环受到影响，鼻子上也会长冻疮。虽然冻疮通常并不会出现永久性的伤害，但是如不接受治疗，冻疮则可能导致鼻头通红，出现面积较小的红斑，有时还可能导致皮肤炎症。

可以缓解鼻尖冻疮症状的推拿方法并不复杂，具体做法如下。

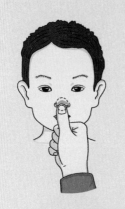

1.揉冻疮1~3分钟。

定位：鼻尖冻疮部位。

操作：家长用拇指指腹揉、搓冻疮部位。

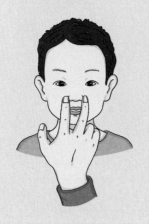

2.揉迎香1分钟。

定位：鼻翼外缘，鼻唇沟凹陷中。

操作：家长用食指和中指分别按揉孩子鼻翼两侧的迎香穴。

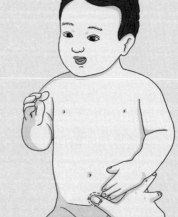

3.揉关元5分钟。

定位：肚脐以下三寸处。

操作：家长将拇指对准孩子肚脐下的关元穴按揉。

足部冻疮

冬季对足部的保暖一定要到位，否则很容易引发冻疮。这时孩子的脚会很痒，出现红斑，还可能脚趾肿胀，出现水泡。如果患处出现水泡，则冻疮可能会引起溃疡和感染等并发症，这是比较危险的。

推拿方法可以帮助孩子缓解症状，减轻病痛，具体做法如下。

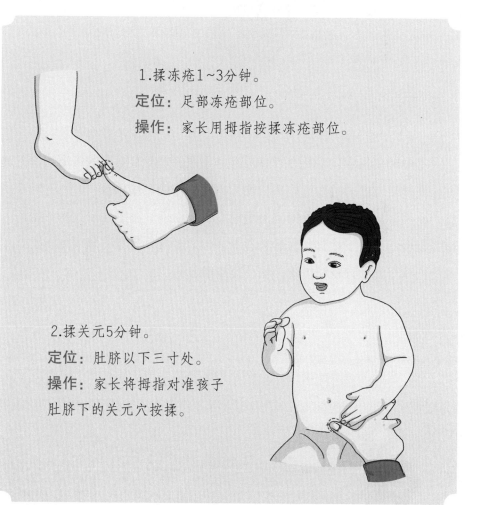

1.揉冻疮1~3分钟。

定位：足部冻疮部位。

操作：家长用拇指按揉冻疮部位。

2.揉关元5分钟。

定位：肚脐以下三寸处。

操作：家长将拇指对准孩子肚脐下的关元穴按揉。

3.揉足三里1分钟。

定位：小腿外膝眼下四横指（孩子的手），胫骨外侧约一横指处。

操作：让孩子双腿微屈，家长用拇指指端在孩子足三里处按揉。

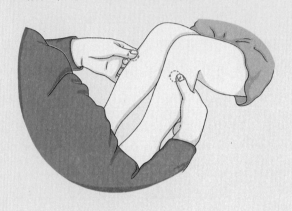

推拿时要注意以下几点：揉冻疮时手法一定要轻柔，避开有溃疡的地方。在揉足三里的时候可以适当加大力度，按的时候稍重些，松开时要缓慢。此外，当孩子从室外回到家里时，不要立即让孩子在暖气附近取暖，应先慢慢活动一下手脚，然后再逐渐靠近取暖源。家里有地暖的，也要尽量先把孩子的手脚轻轻搓暖一些，再接触地面。

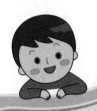

第七章
其他疾病推拿法

　　人食五谷，难免会生杂症，小孩子也不例外。而且，小儿杂症还会因为体质的不同而表现出自己的特点。运用小儿推拿，可以有效应对孩子特有的遗尿、夜啼、斜颈、惊风等杂症，方法简单，容易操作。

遗尿

小孩子尿床是很正常的，这是因为婴幼儿时期，孩子的大脑和脏腑都处在发育阶段，对排尿的自控能力较差。等孩子到了3岁，这种现象就会逐渐消失。如果孩子到了3岁仍不能自主控制排尿，睡觉时不自觉地将小便尿在床上，这种症状就被称为"遗尿"。年龄大一点儿的孩子觉得尿床很丢人，会羞涩、紧张，害怕别人知道，这时候家长一定不要训斥孩子，这会给孩子造成心理负担，更不易治疗。

小儿遗尿一般多由肾气不足、肺脾气虚所致。家长应该多给孩子补脾经、补肺经、补肾经等。严重的小儿遗尿除了推拿外，还应结合针灸、药物等综合治疗手段。器质性病变引起的小儿遗尿首先需要治疗相关疾病。

对于小儿遗尿的治疗，具体的推拿手法如下。

1.揉百会1~3分钟。

定位：头顶正中线与两耳尖连线的交叉点。

操作：家长一手扶住孩子头部，另一手拇指在百会穴上点揉。

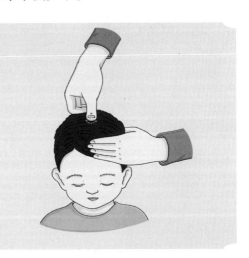

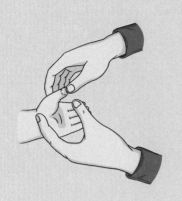

2.补脾经200次。

定位：拇指末节螺纹面。

操作：家长用拇指在孩子的拇指螺纹面旋推。

3.补肺经200次。

定位：无名指末节螺纹面。

操作：家长用拇指在孩子的无名指螺纹面旋转推动。

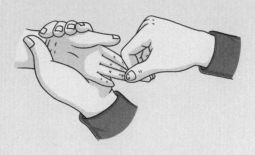

4.补肾经100～300次。

定位：小指末节螺纹面。

操作：家长将孩子的小指伸直，由螺纹面向指尖方向直推。

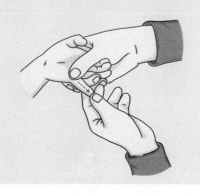

5.揉外劳宫1~3分钟。

定位：在手背中央，与内劳宫相对。

操作：家长用拇指指端在孩子的外劳宫穴上旋转揉动。

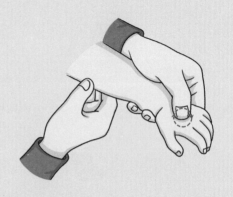

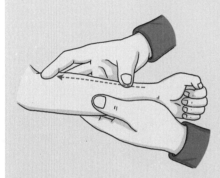

6.推三关100次。

定位：在孩子前臂桡侧，自腕横纹至肘横纹成一直线。

操作：家长用左手握住孩子前臂，右手拇指自孩子的手腕横纹沿前臂外侧缘直推向肘关节。

7.揉肾俞100~200次。

定位：第二腰椎与第三腰椎棘突间旁开1.5寸（可以加个简便取穴的方法：先找到宝宝的胯骨，胯骨高点与脊椎相交的地方是第四腰椎，往上数两个就是第二腰椎）。

操作：家长用双手拇指或者食指、中指两指分别放在孩子的肾俞穴上揉动。

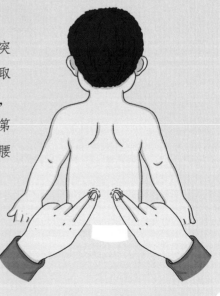

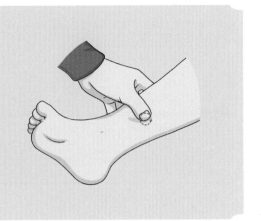

8.按揉三阴交100次。

定位：内踝上3寸，胫骨后缘凹陷中。

操作：家长用拇指或者食指先按揉三阴交30~50次，再揉100次。

遗尿大多出现在晚上，但是也有一些孩子在白天也经常尿湿裤子，这就是白日遗尿了。相对夜间遗尿，白日遗尿的发病率少一些，部分白日遗尿的孩子夜间也遗尿。中医认为此病多为肾气不足，膀胱失约，治以补肾固涩。小儿推拿上以补肾经为主，配合涌泉穴贴敷吴茱萸。另外，家长平时要帮助孩子养成定时排尿的习惯，安排合理的作息时间，不要让孩子过度疲劳。

夜啼

关于夜啼，前面在讲解小天心穴时已经有了简单的介绍。6个月以下的婴儿最容易出现夜啼，4岁以下的幼儿也有出现，如果夜啼时间长了，会影响到孩子的健康，所以父母不要把孩子的啼哭当成是一件正常的事儿，要及时医治。

夜啼一般是由脾寒、心热、惊骇、积滞引起的，按摩时先参照基本按摩法，然后再根据原因增加对症的按摩穴位。

基本按摩法如下。

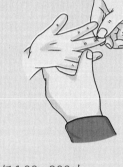

1.清心经100~300次。

定位：中指末节螺纹面。

操作：家长用拇指指腹在孩子的中指由指尖向指根方向做直线推动。

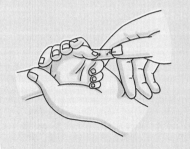

2.清肝经100~300次。

定位：食指末节螺纹面。

操作：家长用拇指指腹自孩子食指螺纹面向指根方向直推。

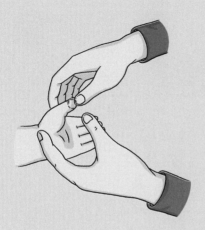

3.补脾经100~300次。

定位：拇指末节螺纹面。

操作：家长用拇指在孩子的拇指螺纹面旋推。

4.捣小天心50次。

操作：小天心位于手掌大小鱼际交接处凹陷中。

操作：家长用中指指腹或者食指的第一指节在孩子的小天心处做有节奏的叩击。

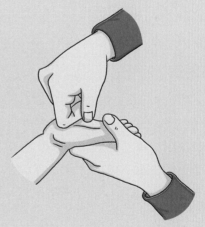

5.分手阴阳30~50次。

定位：掌侧腕横纹。桡侧（拇指侧）为阳池，尺侧（小指侧）为阴池。

操作：家长用两拇指自孩子的掌侧腕横纹中央（总筋穴）向两旁分推。

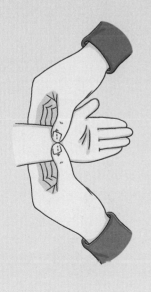

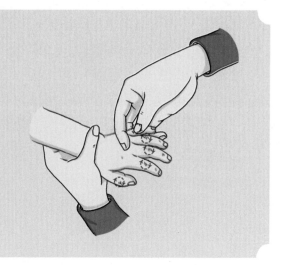

6. 掐揉五指结。

定位： 手背五指的第一指间关节处。

操作： 家长先用拇指揉动五指结3~5遍，然后再用指甲掐五指结3~5遍。

心热受惊

如果孩子是上半夜啼哭，多是由心热受惊引起的，可能是母亲在孕期时过多食用辛辣、烧烤之物，致使胎儿受热，也可能是出生后养护不当，给孩子穿得过多、捂得过严，以至于火热之气结于心脾，内热烦躁不堪而啼哭。这种夜啼的常见表现是：入夜啼哭，面色、嘴唇发红，口鼻出热气，看到灯光哭得更厉害，大便干，小便颜色也深。

推拿时可增加下面两个穴位。

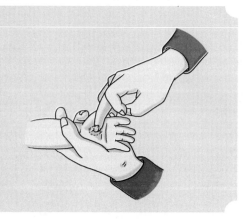

1. 揉劳宫100次。

定位： 在掌心中央，握拳屈指时中指、无名指指尖所指处的中间。

操作： 家长用中指指端在孩子的劳宫穴上旋转揉动。

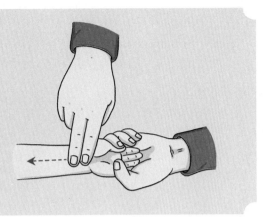

2.清天河水100次。

定位：前臂内侧正中，腕横纹
至肘横纹成一直线。

操作：家长用食指、中指指腹
自孩子的腕横纹推向肘横纹。

脾胃虚寒

脾胃虚寒引起的夜啼多发生在下半夜。脾胃虚寒的病因可能是母亲本身就是虚寒体质，或者孕期贪吃生冷食物，或者喂养调护不当等使孩子受寒。孩子发病后的表现是：面色青白，手脚冰凉，喜欢伏卧，腹部发凉，吃得少而且便溏。

推拿时可增加下面两个穴位。

1.推三关50~100次。

定位：在孩子前臂桡侧，自腕横纹至肘横纹成一直线。

操作：家长用左手握住孩子前臂，右手拇指自手腕横纹沿前臂
外侧缘直推向肘关节。

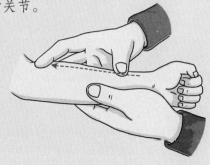

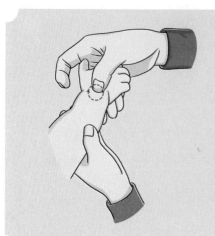

2.揉一窝风100次。

定位：在手腕背侧，腕横纹中央凹陷处。

操作：家长用拇指在孩子的一窝风处揉。

惊恐夜啼

惊恐引起的夜啼多是孩子在夜间突然啼哭，好像看到了异物。因为突然受到惊吓所以非常不安，面色发红或发白。惊恐夜啼的孩子往往哭声响亮，没有节奏，忽高忽低，时急时缓，唇色也时白时青。此类夜啼的发生多与之前孩子不良的生活习惯有关。一旦改变习惯就会引发孩子心理的恐慌和排斥，从而夜啼不止。

推拿时可增加下面两个穴位。

1.掐老龙5~10次。

定位：中指指背，靠近指甲根处。

操作：家长用指甲掐老龙穴5~10次。

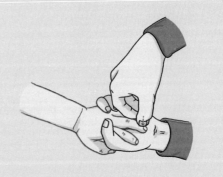

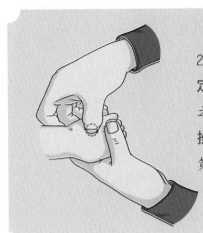

2.掐揉精宁5~10次。

定位：手背外劳宫旁，第四、五掌骨之间。

操作：家长用右手拇指在孩子手指的第四、五掌骨骨缝间掐揉。

需要注意，体虚的孩子要慎用精宁穴，以免克消太甚，元气受损。

积食夜啼

积食夜啼的主因是喂养不当或消化不良。孩子的表现是哭声尖厉而突然，就像做了噩梦一样喊叫，有时会伴有踹被子的动作。孩子晚上乱折腾，喜欢趴着睡。白天吐奶比较频繁，有轻度便秘，大便酸臭，手和腹部比较热。

推拿时可增加以下两个穴位。

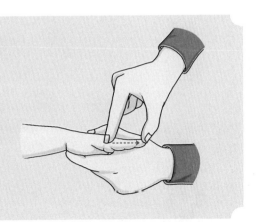

1.清大肠经300次。

定位：食指桡侧缘，自食指尖至虎口成一直线。

操作：家长用拇指在孩子食指外侧缘自虎口直推向指尖。

2.摩腹5分钟。

定位：腹部中间、肚脐周围。

操作：家长用手掌或者食指、中指、无名指三指在孩子的腹部轻轻地顺时针摩动。

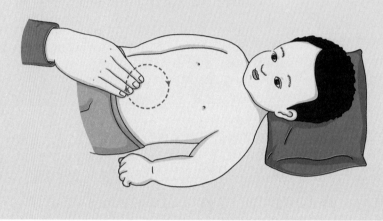

　　家长要用心学习推拿方法，帮助孩子改善睡眠状况。另外，对于有夜啼习惯的孩子，要避免让孩子受惊。孩子吃饭要定时定量，以防积食。同时，还要让孩子养成按时睡觉的好习惯。

惊风

在常见的小儿疾病中，发病时最吓人的就是惊风了。小儿惊风多发生在5岁以下的孩子身上，孩子惊风时多见抽搐、头晕。发病的原因多样，但多是因受到惊吓或积食不化引起。

临床上有急惊、慢惊之分。急惊风来得往往很突然，病情变化也迅速，孩子脊背变得又直又硬，四肢抽搐。慢惊风起病较慢，但病情较深，常见的病症特点是面色苍白，沉睡中突发痉挛，四肢冷，手足颤抖。

对于不同情况的小儿惊风，推拿都可以有效缓解病情，起到辅助治疗的作用，尤其是急性惊风，及时推拿可以为急诊争取时间。所以父母们都应该了解一下相关的推拿方法。

急惊风

1.掐人中5~8次。

定位： 在鼻唇沟上三分之一处。

操作： 家长用拇指顶端掐孩子的人中穴。

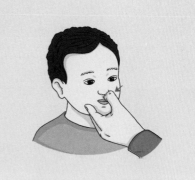

2.捣小天心50~100次。

定位：小天心位于手掌大、小鱼际交接处凹陷中。

操作：家长用中指指腹或者食指的第一指节，在孩子的小天心处做有节奏的叩击。

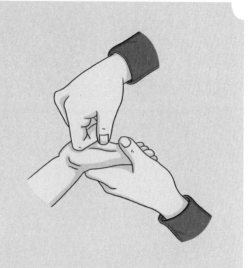

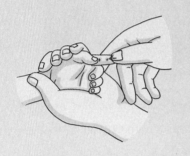

3.清肝经100~300次。

定位：食指末节螺纹面。

操作：家长用拇指指腹自孩子食指螺纹面向指根方向直推。

4.清肺经100~300次。

定位：无名指末节螺纹面。

操作：家长用左手握住孩子的手，用右手拇指自孩子的无名指指尖向指根直推。

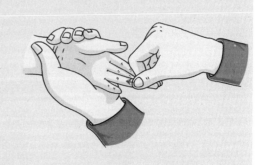

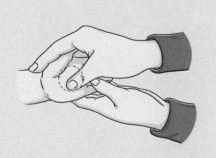

5.运内八卦1~3分钟。

定位：以掌心为圆心，以圆心到中指指根横纹约2/3处为半径所做的圆。

操作：家长用拇指在孩子手掌的内八卦上做顺时针环形运动。

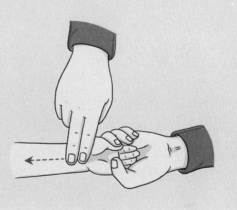

6.清天河水100~300次。

定位：前臂内侧正中，腕横纹至肘横纹成一直线。

操作：家长用食指、中指指腹自孩子的腕横纹推向肘横纹。

慢惊风

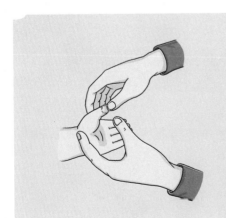

1.补脾经100~300次。

定位：拇指末节螺纹面。

操作：家长用拇指在孩子的拇指螺纹面旋推。

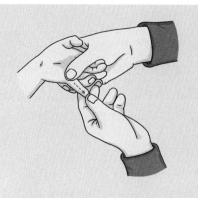

2.补肾经100次。

定位：小指末节螺纹面。

操作：家长将孩子的小指伸直，由螺纹面向指尖方向直推。

3.捣小天心50~100次。

定位：小天心位于手掌大小鱼际交接处凹陷中。

操作：家长用中指指腹或者食指的第一指节在孩子的小天心处做有节奏的叩击。

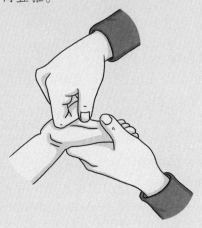

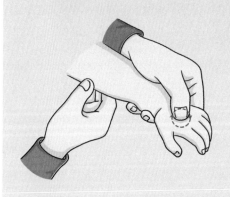

4.揉外劳宫1分钟。

定位：在手背中央，与内劳宫相对。

操作：家长用拇指指端在孩子的外劳宫穴上旋转揉动。

5.揉一窝风1分钟。

定位：在手腕背侧，腕横纹中央凹陷处。

操作：家长用拇指在孩子的一窝风处揉。

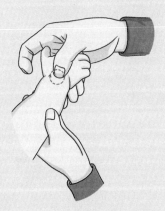

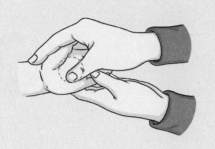

6.运内八卦1~3分钟。

定位：以掌心为圆心，以圆心到中指指根横纹约2/3处为半径所做的圆。

操作：家长用拇指在孩子手掌的内八卦上做顺时针环形运动。

7.掐二马1分钟。

定位：在手背无名指与小指掌骨之间的凹陷中。

操作：家长用右手拇指和中指相对捏二马穴，轻轻掐按即可。

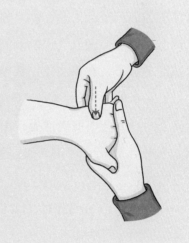

　　除了对孩子进行推拿之外，还应对孩子好好照顾。保持卧室安静，让孩子好好休息。如果孩子很小，应经常改变睡眠的体位，防止褥疮，同时还应注意加强孩子的营养，以清淡的素食和流质食物为主，少吃油腻食物，多吃新鲜瓜果，这些都有利于疾病的恢复。

暑热症

夏天炎热，妈妈们要格外留心孩子的身体状况，尤其是不满3岁的孩子，汗腺不发达，易导致散热不足，因此更容易受到暑热的侵害。而且孩子身体的体温调节能力差，一旦发病就会持续高热，一般会持续两个月左右。同时，体温会随着气温的升高而升高，降低而降低。而且，大部分得过暑热症的孩子，在第二年，甚至接下来的几年的夏季还会复发，这是最让父母们头疼的地方。

孩子的身体会根据病情表现出不同程度的症状反应：刚得病的孩子会怕冷、发热、鼻塞、口干舌燥，过一周左右会出现发热状况无好转、多尿、没精神、没食欲。后期还可能会出现大便稀溏、体重下降。

小儿推拿防治暑热症的主要原理是给孩子清热，加强孩子的散热功能。具体的治疗手法如下。

1.推三关100~300次。

定位：在孩子前臂桡侧，自腕横纹至肘横纹成一直线。

操作：家长用左手握住孩子前臂，右手拇指自孩子的手腕横纹沿前臂外侧缘直推向肘关节。

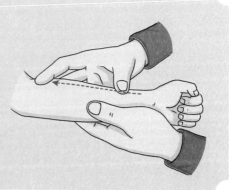

2.清天河水100~300次。

定位：前臂内侧正中，腕横纹至肘横纹成一直线。

操作：家长用食指、中指指腹自孩子的腕横纹推向肘横纹。

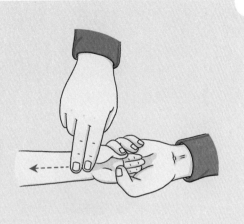

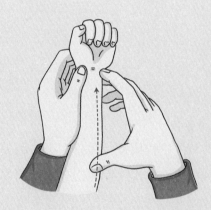

3.退六腑100~300次。

定位：在前臂尺侧，自肘关节至腕横纹成一条直线。

操作：家长用拇指指腹或食指、中指指腹自孩子的肘横纹推向腕横纹。

4.提捏大椎1~3分钟。

定位：在颈椎与胸椎的中间，低头时在最高骨的下方。

操作：家长用两手拇指、食指提捏孩子的大椎。

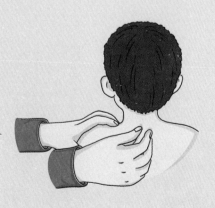

5.推脊柱100~300次。

定位：大椎至尾骨端成一直线。

操作：家长将食指和中指并起，沿孩子大椎穴向下直推至尾骨端。

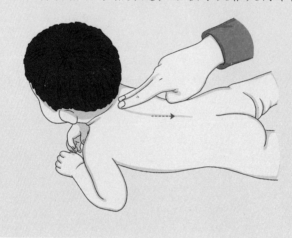

这些推拿手法可以缓解症状，帮助孩子尽快康复。另外，炎热的天气里，室内温度保持在26～28℃为宜。饮食上应清淡，同时，还应注意营养物质的补充。

盗汗

小孩子身体代谢旺盛又活泼好动，出汗比成人多是正常现象，但如果是睡着以后还汗出不止，这就不正常了。中医上将此现象称为盗汗。由于小儿有"阳有余阴不足"的特点，所以容易出现此症状。家长应该注意，若孩子睡着后出汗量太多，头发、枕巾甚至衣被都会浸湿则需要积极干预，进行治疗。

我曾接诊过这样一个孩子，他比同龄孩子要消瘦一些，也不那么活泼，有心烦、口干舌燥、午后低热等症状。可以看得出来，孩子身体比较虚弱。从病理上来说，孩子因为阴阳失调、腠理疏松而导致汗液排出失常。于是，我用小儿推拿的治疗方法帮他进行体质调理，过了一段时间，孩子盗汗的现象改善了很多。可见在治疗盗汗方面，中医的方法往往更易见到好的效果。

推拿操作的具体步骤如下。

1.补肺经100~300次。

定位：无名指末节螺纹面。

操作：家长用拇指在孩子的无名指螺纹面旋转推动。

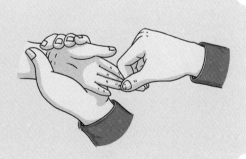

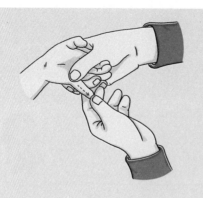

2.补肾经100~300次。

定位：小指末节螺纹面。

操作：家长将孩子的小指伸直，由螺纹面向指尖方向直推。

3.揉外劳宫1~3分钟。

定位：在掌心中央，握拳屈指时中指、无名指所指处的中间。

操作：家长用大拇指指腹在孩子的劳宫穴上旋转揉动。

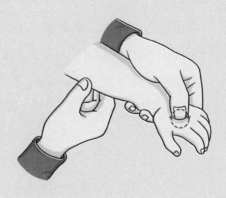

4.捏脊5遍。

定位：大椎至尾骨端成一直线。

操作：家长将食指、中指两指在上，拇指在下，从孩子的尾骨直向上捏至大椎穴，每交替捻动3次，便轻轻向上提1次。

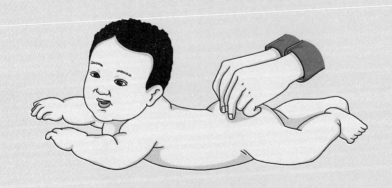

5.揉足三里1~3分钟。

定位：小腿外膝眼下四横指（孩子的手），胫骨外侧约一横指处。

操作：将孩子双腿微屈，家长用拇指端在孩子的足三里处按揉。

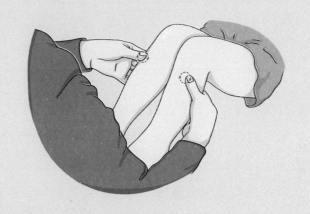

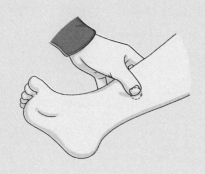

6.揉三阴交1~3分钟。

定位：内踝上3寸，胫骨后缘凹陷中。

操作：家长用拇指或者食指揉三阴交1~3分钟。

汗多的孩子要用温水洗澡，出汗时不要招风，注意保暖，而且任何时候都不能用冷水擦洗孩子的身体、四肢。另外，最好的预防方法还是提升孩子自身的免疫力，家长尽量多陪孩子做运动，增强体质。

呃逆

呃逆俗称打嗝。每个人都有过打嗝的经历，绝大多数人都是过会儿就好，所以，大家一般都不会去深究。但是，如果是病态性的打嗝，没完没了想停也停不下来，那么一定要对症治疗。

曾有一位母亲抱着孩子来就医，孩子不停地打嗝，声音很短但次数频繁。而且，这种打嗝的状态已经持续了6个小时，这让孩子的父母很担心。我认真地给孩子做了检查，然后用治疗打嗝的手法给孩子按摩，做完后，孩子的打嗝就停止了，他的父母在一边直感叹神奇。

其实这不是什么大问题，小儿的打嗝多是偶然发作，而且普遍表现轻微，很多时候可以不治而愈。一旦孩子打嗝持续不断，又反复发作，有病情加重的征兆，家长可选择找中医做检查，通过经络和穴位进行调理，见效最快。

一般说来，引发打嗝的原因很多，比如进食过快、过饱，精神刺激或大笑、咳嗽、体位改变等。利用推拿方法治疗打嗝的操作手法如下。

1.揉攒竹3~5分钟。

定位：眉内侧凹陷处。

操作：家长用两手的拇指由轻到重持续按揉孩子眉内侧凹陷处的攒竹穴。

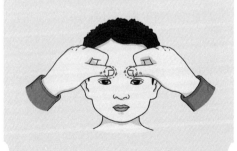

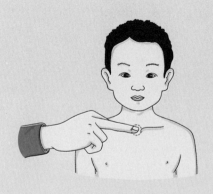

2.揉天突15次。

定位：胸骨上窝正中。

操作：家长用中指脂腹在孩子的天突穴处按揉。

3.揉膻中1分钟。

定位：两乳头连线的中点。

操作：家长用中指或拇指指腹按揉孩子的膻中穴。

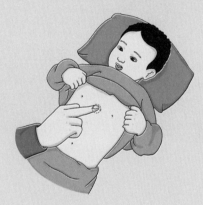

4.摩腹部5分钟。

定位：腹部中间、肚脐周围。

操作：家长用手掌或者食指、中指、无名指三指在孩子的腹部轻轻地摩动，顺时针、逆时针各半。

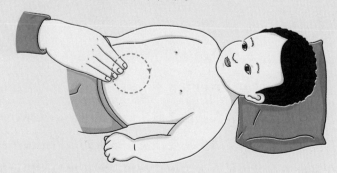

5.揉中脘5分钟。

定位：肚脐正中直上4寸。

操作：家长用拇指在孩子的中脘穴上做回旋揉动动作。

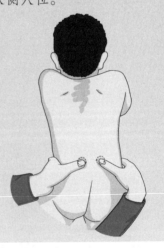

6.揉胃俞1分钟。

定位：背部第十二胸椎棘突下，左右二指宽处。

操作：让孩子处于俯卧姿势，家长用双手拇指指腹按揉双侧穴位。

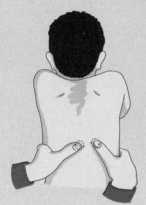
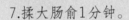

7.揉大肠俞1分钟。

定位：第四腰椎棘突下左右旁开两指处。

操作：家长用拇指指腹按揉孩子双侧穴位。

在推拿过程中，需要注意以下几个方面：在按攒竹穴时建议让孩子处于仰卧位置，在按揉胃俞和大肠俞之前，最好先用全掌横擦背部，感觉发热时再进行按揉。另外，父母们还要注意，孩子的心情也会对身体造成影响，如果孩子整天闷闷不乐，就很容易打嗝，心情好的时候就能缓解。所以父母一定要为孩子提供温馨、愉悦的家庭氛围。

小儿肥胖

从理论上说，任何年龄段的孩子都有肥胖的可能。但针对病发的时间阶段，婴儿和学龄前儿童是两个高发人群。

有肥胖症的孩子普遍表现为食欲旺盛，喜欢甜食和肉食，再加上不爱活动、劳逸不当、暴饮暴食，很容易导致身体虚弱、肥胖。这种单纯由于多食而引发的肥胖是相对好治疗的。相比之下，遗传体质的小儿肥胖治疗难度稍大一些。

当肥胖达到一定程度后，孩子容易出现气短、免疫力下降等不良身体反应，这需要父母格外留心。同时，也有不少家长会疑惑：什么程度的胖才是肥胖？儿童肥胖症的标准一般指体重超过同年龄、同性别儿童平均体重的20%。一般说来，高于或低于标准体重10%都是正常范围值。

中医推拿方法可以有效改善小儿肥胖症，其具体操作步骤如下。

1.揉中脘3~5分钟。

定位：肚脐正中直上4寸。

操作：家长用拇指在孩子的中脘穴上做回旋揉动动作。

2.揉天枢3~5分钟。

定位：肚脐旁开2寸，左右各1个。

操作：家长把食指和中指二指分别放在孩子腹部的天枢穴上揉按。

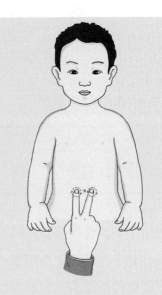

3.揉气海3~5分钟。

定位：下腹部正中线上，脐下1.5寸处。

操作：家长用拇指或中指以顺时针方向按揉孩子的气海穴1分钟。

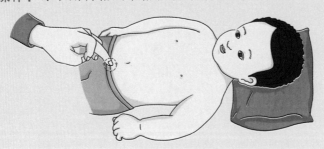

4.揉足三里3分钟。

定位：小腿外膝眼下四横指（孩子的手），胫骨外侧约一横指处。

操作：将孩子双腿微屈，家长用拇指指端在孩子足三里处按揉。

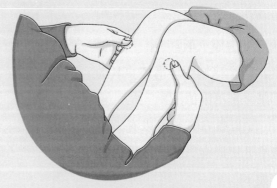

5.揉合谷3分钟。

定位：手背第一、二掌骨之间，近第二掌骨中点的桡侧。

操作：家长用一只手托住孩子的手，另一只手的中指轻轻揉动合谷穴。

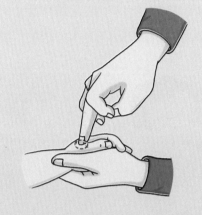

6.揉脾俞3~5分钟。

定位：第十一胸椎棘突下，旁开1.5寸。

操作：家长把食指、中指分开，分别按揉孩子的双侧脾俞穴。

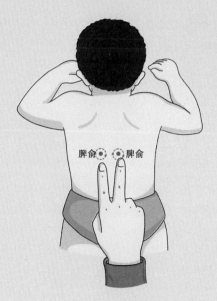

7.气短者加捏脊5遍。

定位： 大椎至尾骨端成一直线。

操作： 家长将食指、中指两指在上，拇指在下，从孩子的尾骨一直向上捏至大椎穴，每交替捻动3次，便轻轻向上提1次。

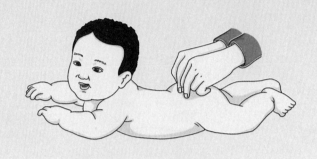

　　家长们应该知道，肥胖并不代表身体健康。在婴儿时期，不要孩子一哭闹就喂食，从而打破定时定量的原则。对于食欲旺盛的学龄前儿童，应挑选体积较大、热量较少的食物来喂食，如蔬菜、瓜果等，尽量避免油腻以及盐分较多的食物。家长还应该鼓励孩子多进行户外活动，以消耗脂肪，增强体质。

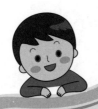

第八章
提高孩子抵抗力的推拿法

　　孩子是父母的掌上明珠，养育孩子是每个家庭的头等大事，每位父母都希望自己的孩子长得壮、少生病。父母在精心照顾孩子的同时，别忘了藏在孩子身体里的大药库——经络和穴位，只要用功学习推拿法，就可以提高孩子的抵抗力，为孩子的健康保驾护航。

让宝宝胃口越来越好的推拿法

很多家长都有这样的困惑，为什么玩了一天了，孩子就是不感觉饿？是不是饭菜做得不好吃，或者孩子的肠胃出了问题？首先，在这里我要纠正妈妈们的一个错误观念：孩子不好好吃饭不一定是肠胃出了问题，生活习惯是关键因素。比如：您的孩子是不是不吃饭，却零食不离手？孩子吃饭是不是没有规律？孩子是不是挑食，不喜欢饭菜的口感和色泽？

以我在临床上多年的接诊经验，大部分被家长认为胃口不好、肠胃有问题的孩子，都是以上几种原因造成的。因此，想要孩子有个好胃口，妈妈们要关注的远远不止肠胃一件事，还应从自身找找原因。

如果排除了以上三方面的致病因素，发现孩子的脾胃真的出了问题，家长也完全不用着急，因为医生会给出具体的治疗方案。这其中，中医推拿调理小儿脾胃的方法就很有效，不吃药，不打针，从内到外调理孩子脾胃。具体步骤如下。

1.补脾经100次。

定位：拇指的螺纹面。

操作：家长用拇指在孩子的拇指螺纹面旋推。

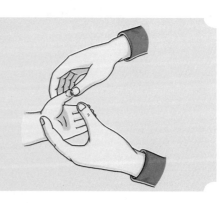

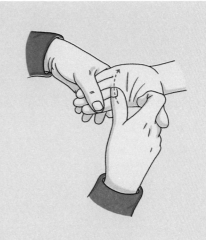

2.推四横纹100~200次。掐5~10次。

定位：掌面食指、中指、无名指、小指掌指关节横纹处。

操作：将孩子四指并拢，家长用拇指指腹从孩子食指推到小指部位。或用拇指指甲分别掐四个指间关节横纹处。

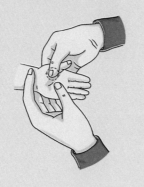

3.揉板门100次。

定位：手掌面大鱼际部。

操作：家长用拇指在手掌面拇指后边的大鱼际处按揉100次。

4.逆运内八卦100次。

定位：以掌心为圆心，以圆心到中指指根横纹约2/3处为半径所做的圆。

操作：家长用拇指在孩子手掌的内八卦上按逆时针方向做环形运动100次。

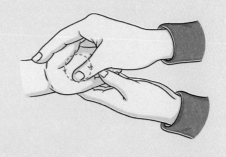

5.摩腹部（顺时针）1~3分钟。

定位：腹部中间、肚脐周围。

操作：家长用手掌或者食指、中指、无名指三指在孩子的腹部按顺时针轻轻地摩动1~3分钟。

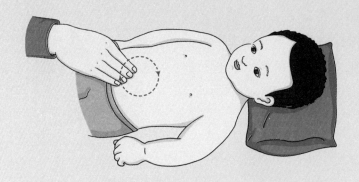

6.揉足三里1分钟。

定位：小腿外膝眼下四横指（孩子的手），胫骨外侧约一横指处。

操作：将孩子双腿微屈，家长用拇指指端在孩子足三里处按揉。

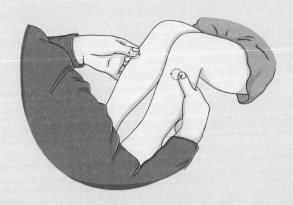

7.捏脊5~10遍。

定位： 大椎至尾骨端成一直线。

操作： 家长将食指、中指两指在上，拇指在下，从孩子的尾骨一直向上捏至大椎穴，每交替捻动3次，便轻轻向上提1次。

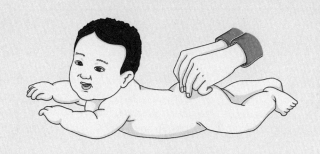

以上推拿手法可以改善孩子的肠胃功能，对不思饮食、胃口不佳的孩子特别有效。在此，提醒各位父母，在为孩子做推拿时，应该多一点儿耐心，同时也要反省自己的育儿观念，还孩子一个健康的身体。

按摩助长，让孩子有个高个子

想让孩子长得高，简单来说离不开以下几点：首先，了解孩子的新陈代谢规律。其次，经常给孩子做推拿保健。再次，保证孩子的睡眠时间和睡眠质量。

大家都知道，长个子是人体新陈代谢效率的一种直接反映。一年四季中，孩子身高的增幅是不一样的。据医学统计表明，处于长身体阶段的孩子在春季3-5月份平均身高会增加7厘米，而在入秋后10-12月这段时间，平均增高值却只有3.3厘米。由此不难看出，春季是孩子新陈代谢最旺盛的阶段，也是增高的黄金时间。如果能在这段时间内配合正确有效的推拿按摩，效果会非常好。具体方法如下。

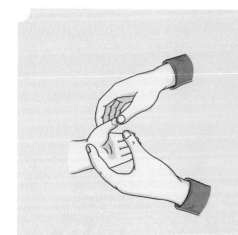

1.补脾经100次。

定位：拇指的螺纹面。

操作：家长用拇指在孩子的拇指螺纹面旋推。

2.补肾经100~300次。

定位：小指末节螺纹面。

操作：家长将孩子的小指伸直，由螺纹面向指尖方向直推。

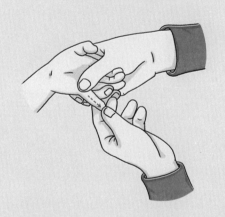

3.摩擦命门1～3分钟。

定位：后腰部正中线上，第二腰椎棘突下凹陷处。

操作：家长将双手掌心搓热后上下摩擦孩子的命门穴1～3分钟。

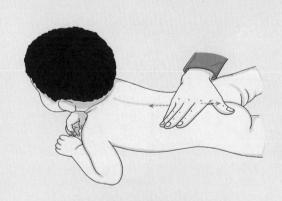

4.捏脊5～10遍。

定位： 大椎至尾骨端成一直线。

操作： 家长将食指、中指两指在上，拇指在下，从孩子的尾骨一直向上捏至大椎穴，每交替捻动3次，便轻轻向上提1次。

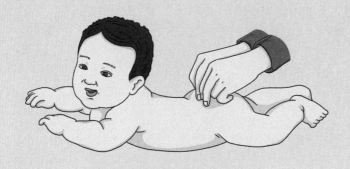

5.推涌泉1～3分钟。

定位： 屈趾，足掌心前正中凹陷中。

操作： 家长用拇指从孩子的涌泉穴向足趾方向直推。

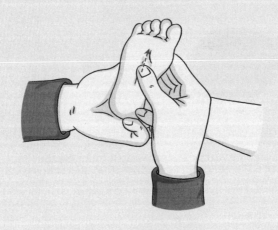

补脾经、肾经可调补先天后天；推涌泉是引火归源；摩擦命门则是补充阳气；捏脊可以调阴阳，培元气。阴阳平和，元气充沛，生长就旺盛。

　　突然想起小时候妈妈在睡前给我按摩的情景，虽然当时年纪小，记忆中只剩下不多的残存片段，但那种温馨的感觉一直留在心间。现在，我正努力将这种正确的、传统的保健治疗方法继承下来，发扬下去，让越来越多的孩子受益。

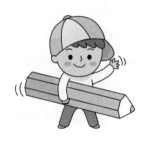

孩子小病不断，该补肾水了

有的孩子并不体弱，但就是小病不断，今天头痛，明天肚子疼，很多父母都会不解：孩子身体好好的，为什么总是小毛病不断呢？其实，针对此问题，中医早有诊断：孩子小病不断和肾水缺失有关。

肾是"先天之本"，所谓的"本"简单地说就是保护人体五脏六腑精气的基础，这也就是中医上常说的"肾藏精"。只有孩子的精气充足了，生长发育和生殖能力才会正常。所以，给孩子补肾水是确保孩子生长发育的关键所在。

那么，父母要如何给孩子补肾水呢？操作方法很简单，每天在孩子小指指腹上直推300次即可。此方法即为补肾经，具体操作如下。

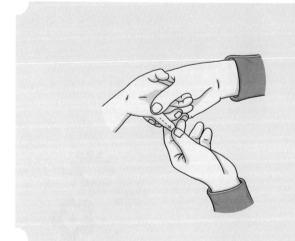

补肾经
家长将孩子的小指
伸直，由螺纹面向
指尖方向直推。

也许很多父母会问，补肾水这么简单吗？给孩子补肾水对身体到底有什么好处？说得简单一些，补肾水可以帮助孩子刺激身体成长所需的骨髓、荷尔蒙等物质的分泌，从而让孩子的身体更强健，免疫力更强，生长发育得更快。我们身边很多人体弱多病，常常是由小时候体质弱造成的。比如最常见的手脚冰冷就是"先天禀赋不足""正气虚弱"的表现，与肾水不足直接相关。

所以说，对于先天体质不佳的孩子，我建议父母多给孩子补肾水，这么做会在无形中提高孩子身体的免疫力，让其终身受益。

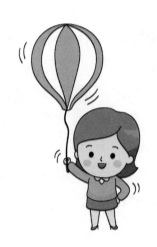

预防小儿佝偻病的推拿法

　　从小营养不良的孩子，多会患佝偻症，因此佝偻病为虚弱之症。得了佝偻病的孩子多有睡眠不安、情绪烦躁、食欲不佳、多汗等症状表现。同时，患佝偻病的孩子往往比健康的孩子长牙晚。较为严重的时候，甚至会出现鸡胸，腿部呈"○"形或"X"形。

　　佝偻病的致病因素分为先天因素与后天因素两种。先天方面，多为孕中妈妈体质较差，饮食起居不当，从而造成婴儿禀赋不足；后天则为哺乳、护理不当，造成孩子脾肾虚弱，最终影响孩子的骨骼发育。

　　经过多年的临床研究，我总结出了一套推拿手法，从临床实践中发现，这个方法对佝偻病有不错的辅助治疗效果。具体推拿手法如下。

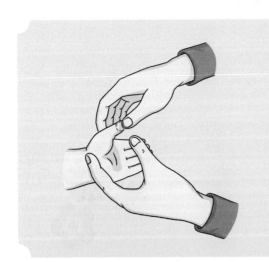

1.补脾经100~300次。

定位：拇指末节螺纹面。

操作：家长用拇指在孩子的拇指螺纹面旋推。

2.补肾经100~300次。

定位：小指末节螺纹面。

操作：家长将孩子的小指伸直，由螺纹面向指尖方向直推100~300次。

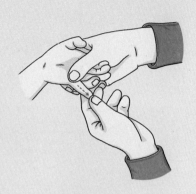

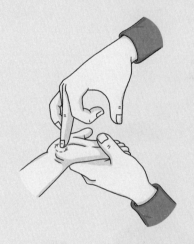

3.揉小天心1~3分钟。

定位：手掌大、小鱼际交接处凹陷中。

操作：家长用拇指或中指指腹置于孩子的小天心做环状旋转揉动1~3分钟。

4.捏脊5遍。

定位：大椎至尾骨端成一直线。

操作：家长将食指、中指两指在上，拇指在下，从孩子的尾骨一直向上捏至大椎穴，每交替捻动3次，便轻轻向上提1次。

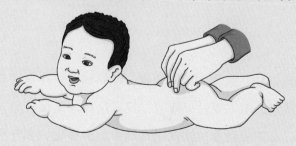

5.揉足三里1~3分钟。

定位：小腿外膝眼下四横指（孩子的手），胫骨外侧约一横指处。

操作：将孩子双腿微屈，家长用拇指指端在孩子足三里处按揉。

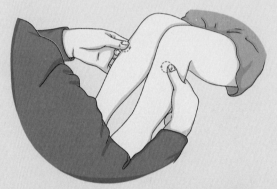

6.揉百会1~3分钟。

定位：头顶正中线与两耳尖连线的交叉点。

操作：家长一手扶住孩子头部，另一手的拇指在百会穴上点揉。

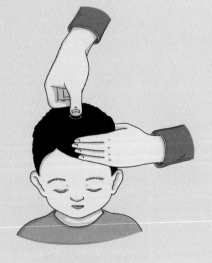

　　预防小儿佝偻病，在孕期就要注意，孕妈妈们应注意饮食起居，要加强营养，经常锻炼，但不要过于疲劳，只有这样才能保证胎儿先天充足。在孩子出生后，要加强营养，饮食应有规律、多样化，多食新鲜瓜果、蔬菜，这样才能减少佝偻病的发生。

预防小儿多动症的方法

多动症是一种病态行为，得了这个病的孩子会有以下四个方面的特征。

（1）注意力不集中。不管做什么事都很容易受到外界其他事情的干扰，无法专心地做好一件事。

（2）行为自控障碍。孩子话多，动作也多，但没有规律性和纪律性。特别是在集体活动中，表现会尤其明显，因为他（她）总是扰乱秩序，影响周围的人。

（3）情绪起伏大。父母会发现孩子非常不服管，做错了事情不能批评，一批评就大哭大闹。愿望得不到满足时还会有暴力倾向，常常乱扔东西。

（4）学习效果差。尽管小儿多动症不会给孩子的智力造成严重的不良影响。但是，孩子的注意力无法集中，学习的东西不能全部掌握，容易丢三落四，学习效果自然不会好。

如果您的孩子有上面较为明显的特征，基本就可以确定是小儿多动症。这个病不能视而不见，但也无须太过担忧。中医推拿疗法可以帮助父母改善孩子的病情。具体的操作步骤如下。

1.开天门50~100次。

定位：额头正中线上。

操作：家长用双手拇指自孩子的两眉头中间交替向上直推到额头上的发际处。

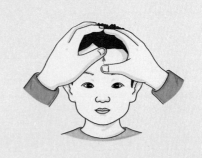

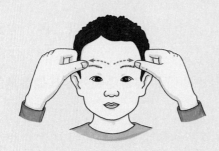

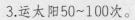

2.推坎宫50~100次。

定位：自眉心起沿眉向眉梢成一横线。

操作：家长用两拇指桡侧自孩子的眉心向眉梢做分推。

3.运太阳50~100次。

定位：两侧眉梢与眼角延长线相交处，眉后凹陷处。

操作：家长用两拇指指端在穴位上做弧形或者环形运转推动。

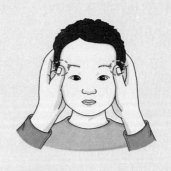

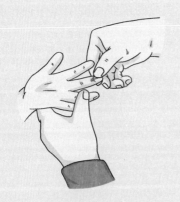

4.清心经200次。

定位：中指末节螺纹面。

操作：家长用拇指指腹在孩子的中指上由指尖向指根方向做直线推动。

5.清肝经200次。

定位：食指末节螺纹面。

操作：家长用拇指指腹自孩子食指螺纹面向指根方向直推。

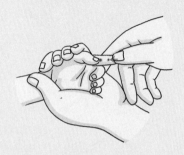

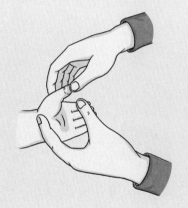

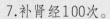

6.补脾经200次。

定位：拇指末节螺纹面。

操作：家长用拇指在孩子的拇指螺纹面旋推。

7.补肾经100次。

定位：小指末节螺纹面。

操作：家长将孩子的小指伸直，由螺纹面向指尖方向直推。

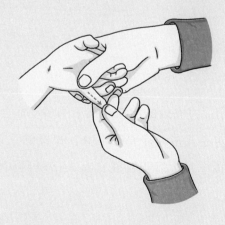

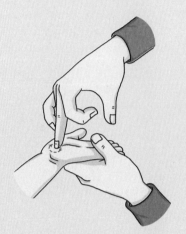

8.揉小天心100次。

定位：手掌大、小鱼际交接处凹陷中。

操作：家长用拇指或中指指腹置于孩子的小天心做环状旋转揉动。

9.推脊100次。

定位：自大椎至长强成一直线。

操作：家长将食指和中指并起，沿孩子大椎穴向下直推至尾骨端。

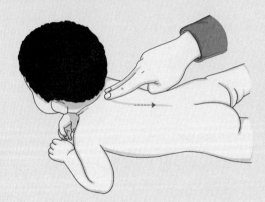

相信通过有效的治疗，孩子的多动症会有大幅度的改善。最后提醒父母们，对小儿多动症要有正确、积极的认识，不能任其发展。如果不管不治，孩子长大后很可能会有人格障碍和情绪障碍，对生活产生不利的影响。

附录一 儿童标准经络穴位图

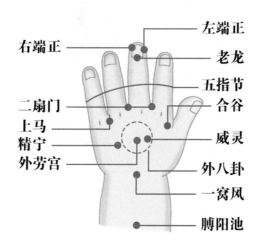

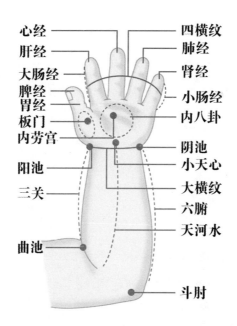

上肢穴位图

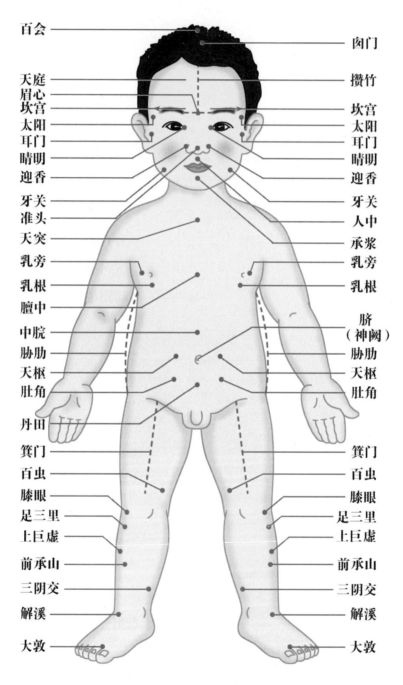

百会 —— 囟门

天庭 —— 攒竹
眉心 ——
坎宫 —— 坎宫
太阳 —— 太阳
耳门 —— 耳门
晴明 —— 晴明
迎香 —— 迎香

牙关 —— 牙关
准头 —— 人中
天突 —— 承浆

乳旁 —— 乳旁
乳根 —— 乳根
膻中 ——
中脘 —— 脐（神阙）
胁肋 —— 胁肋
天枢 —— 天枢
肚角 —— 肚角
丹田 ——

箕门 —— 箕门
百虫 —— 百虫
膝眼 —— 膝眼
足三里 —— 足三里
上巨虚 —— 上巨虚
前承山 —— 前承山
三阴交 —— 三阴交
解溪 —— 解溪
大敦 —— 大敦

正面穴位图

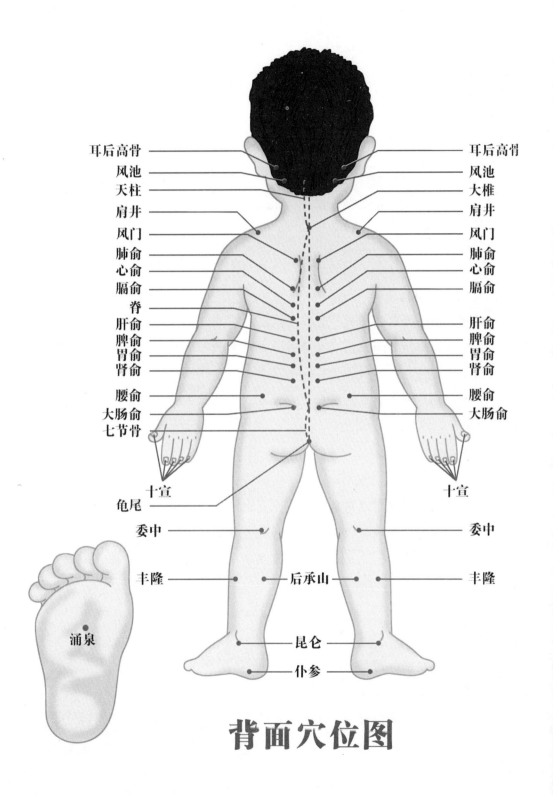

耳后高骨　　　　　　耳后高骨
风池　　　　　　　　风池
天柱　　　　　　　　大椎
肩井　　　　　　　　肩井
风门　　　　　　　　风门
肺俞　　　　　　　　肺俞
心俞　　　　　　　　心俞
膈俞　　　　　　　　膈俞
脊　　　　　　　　　
肝俞　　　　　　　　肝俞
脾俞　　　　　　　　脾俞
胃俞　　　　　　　　胃俞
肾俞　　　　　　　　肾俞
腰俞　　　　　　　　腰俞
大肠俞　　　　　　　大肠俞
七节骨
十宣　　　　　　　　十宣
龟尾
委中　　　　　　　　委中
丰隆　　　后承山　　丰隆
涌泉
昆仑
仆参

背面穴位图

附录二　小儿常用推拿穴位

头面部常用穴位及手法

攒竹（天门）

位置：眉心至前发际成一直线。

操作：两拇指自下而上交替直推。若用两拇指自下而上交替推至囟门为大开天门。

功效：疏风解表，开窍醒脑，镇静安神。主治头痛、感冒、发热、精神萎靡、心慌等。

太阳

位置：两侧眉梢与眼角延长线相交处，眉后凹陷处。

操作：两拇指指端在穴位上做弧形或者环形运转推动。

功效：清热明目，止头痛。主治发热、头痛、惊风、目赤痛、外感内伤诸疾。

印堂（眉心）

位置：在额部，两眉头的中间。

操作：用拇指环形按揉。

功效：祛风开窍，安神宁志。主治感冒、发烧、惊风等。

山根

位置：两目内眦连线的中点，鼻根低洼处。

操作：用拇指掐按山根穴。

功效：开窍、醒目安神。主治惊风、抽搐。

睛明

位置：目内眦角稍上方凹陷处。

操作：用两手拇指指端分别按于眼眶内上角位置，由内向上推揉，以局部有酸胀感为佳。

功效：降温除浊。主治目赤肿痛、目眩、近视等眼部疾病。

坎宫

位置：自眉心起沿眉向眉梢成一横线。

操作：两拇指自眉心向眉梢分推。

功效：疏风解表，醒脑明目，止头痛。主治外感发热、惊风、头痛。

百会

位置：头顶正中线与两耳尖连线的交叉点。

操作：用拇指按、揉或掐此穴。

功效：安神定惊，升阳气。主治头痛、惊风、目眩、惊痫、脱肛、遗尿等。

耳后高骨

位置：耳后入发际高骨下凹陷处。

操作：用两拇指或中指指腹揉耳后高骨。

功效：疏风解表，去烦躁。主治头痛、烦躁不安、惊风。

四白

位置：四白穴位于人体面部，瞳孔直下，当眶下凹陷处。

操作：双手食指各自抵住眼下四白穴，按压力度以感受到轻微疼痛感为宜。

功效：提高眼睛机能。主治目赤痛痒、口眼歪斜、头痛眩晕、近视、色盲等眼部疾病。

前顶

位置：头正中线，入前发际3.5寸或百会前1.5寸处。

操作：用拇指指甲掐揉此穴。

功效：镇惊、安神、通窍，多用于头痛、惊风、鼻塞等症。

瞳子髎

位置：目外眦后0.5寸，眶骨外侧凹陷中。

操作：用两拇指掐或揉瞳子髎。

功效：醒脑镇惊，祛风通络。主治头痛、眼睛痛、口眼歪斜等病。

承浆

位置：在面部，颏唇沟的正中凹陷处。

操作：用食指用力按揉承浆穴。

功效：主治口歪、齿龈肿痛、流涎等口部病症。临床上常用于治疗面神经麻痹、齿龈炎、口腔炎、舌炎等症。

人中（水沟）

位置： 在鼻唇沟上三分之一处。

操作： 用拇指掐，人醒后就停止。

功效： 醒神开窍。主治惊风、晕厥、抽搐。

迎香

位置： 鼻翼外缘，鼻唇沟凹陷中。

操作： 用食指、中指两指按揉迎香。

功效： 宣肺气，通鼻窍。主治鼻塞流涕。用于感冒或慢性鼻炎等引起的鼻塞流涕、呼吸不畅。

天柱骨

位置： 颈后发际正中至大椎穴成一直线。

操作： 用拇指或食指自上向下直推，称推天柱骨。

功效： 降逆止呕，祛风清热。主治项强、惊风、呕吐、恶心和外感发热等症。

牙关（颊车）

位置： 耳下一寸，下颌骨凹陷中。

操作： 拇指按或中指揉牙关。

功效： 清热利尿、泌别清浊。主治牙关紧闭、口眼歪斜、齿痛等症。

风池

位置： 风池穴位于孩子的后颈部，两条大筋外缘陷窝中，用手触摸时，可先找到脑后最高骨，下面的两个凹陷处即是风池穴，差不多是和耳垂齐平的位置。

操作： 用拇指和食指、中指的螺纹面相对用力拿捏。

功效： 发汗解表，祛风散寒。主治头痛、眼睛疲劳、头疼、颈部酸痛等症。

囟门

位置： 发际正中直上，百会前凹陷中。

操作： 两手扶孩子头部，两拇指自前发际向该穴轮换推之（囟门未合时，仅推至边缘），称推囟门。操作时手法需注意，不可用力按压。

功效： 镇惊安神，通窍。主治头痛、惊风、神昏、烦躁、鼻塞等。

耳门

位置： 在面部，耳屏上切迹的前方，下颌骨髁突后缘，张口有凹陷处。

操作： 拇指按或揉耳门。

功效： 去燥热。主治耳鸣。

上肢部常用穴位及手法

脾经

位置：拇指末节螺纹面。

操作：在螺纹面旋推或者用左手握住孩子的手，同时用拇指、食指两指捏住孩子的拇指，使之微屈，再用右手拇指桡侧沿着指尖向指根直推为补。螺纹面向指根方向直推为清。

功效：健脾，化痰止呕，补气血。主治脾胃虚弱引起的食欲不振、肌肉消瘦、消化不良、腹泻、痢疾等症。

肝经

位置：食指末节螺纹面。

操作：在孩子食指末节螺纹面做旋推动作，称补肝经；由食指螺纹面向指根方向直推为清肝经。肝经多用清法，需补时用补肾经代替。称为滋水涵木法。

功效：平肝泻火，息风镇惊，解郁除烦。常用于惊风、抽搐、烦躁不安、五心烦热等实证。

心经

位置：中指末节螺纹面。

操作：操作的时候，旋推为补，称补心经；由指尖向指根方向做直线的推动为清，称清心经。心经多用清法，如果小儿心血不足需要补，一般用补脾经代替。

功效：清心火，利小便，补心血。主治高热神昏、五心烦热、口舌生疮、小便赤涩、心血不足、惊悸不安等。

肺经

位置： 无名指末节螺纹面。

操作： 自指尖向指根方向直推为清肺经；螺纹面旋推为补肺经。

功效： 补肺气，宣肺清热，疏风解表，止咳化痰。主治虚性咳喘、遗尿、自汗、盗汗、喘咳、感冒发热、便秘等实证。

肾经

位置： 小指末节螺纹面。

操作： 由螺纹面向指尖方向直推为补，称补肾经；由指尖向指根方向直推为清，称清肾经。肾经只补不清。

功效： 补肾益脑，温养下元。主治先天不足、久病体虚、肾虚腹泻、遗尿、虚喘、虚汗等症。

大肠经

位置： 食指桡侧缘，自食指尖至虎口成一直线。

操作： 从食指尖向虎口推为补大肠，反之为清大肠。

功效： 涩肠固脱，温中止泻。主治腹泻、脱肛、痢疾、大便秘结等症。

小肠经

位置： 小指尺侧赤白肉际，自指尖到指根成一直线。

操作： 自小指尺侧缘直推向指根为补小肠，反之为清小肠。

功效： 清利下焦。主治小便赤涩、水泻、遗尿、尿闭等症。

胃经

位置：靠近掌面的大拇指第一节。

操作：在大拇指第一节旋推为补胃经；用拇指端自大拇指第一节推向指根为清胃经。

功效：和胃降逆，提食欲，泻胃火。主治呕吐嗳气、饥渴、食欲不振、吐血等病症。

板门（大鱼际）

位置：手掌大鱼际处。

操作：指端揉，称揉板门；自拇指根推向掌根或反之，称推板门。

功效：揉板门能够健脾、消食、化滞，常与推脾经、运八卦合用；推板门时，如果从指根推向掌根，可以止泻；由掌根推向指根则可止呕吐。主治食积、腹胀、呕吐、泄泻、嗳气等症。

肾纹

位置：手掌面，小指第二指间关节横纹处。

操作：用中指或拇指指端按揉肾纹。

功效：祛风明目，散瘀结。主治目赤、口腔溃疡、高热、呼吸气凉、手足逆冷等症。

内劳宫

位置：掌心中，握拳中指端所指处。

操作：家长用中指指端揉内劳宫。

功效：清虚热，对心、肾两经虚热最为适宜。主治发热、烦渴、口舌生疮等。

十宣

位置：十指尖指内赤白肉际处。

操作：用手掐法掐此穴位称掐十宣，醒后即止。

功效：清热、醒神、开窍。主治惊风、晕厥。

小天心

位置：手掌大、小鱼际交接处凹陷中。

操作：用指掐、揉、捣，称掐、揉、捣小天心。

功效：清热明目，镇惊利尿。主治水痘、惊风、神昏、口舌生疮、小便短赤等症。

掌小横纹

位置：掌面小指根下，尺侧掌纹头。

操作：用中指或食指按揉掌小横纹。

功效：清热散结，化痰止咳，宽胸宣肺。主治咳痰、支气管炎、肺炎、口唇溃破等症。

总筋

位置：掌后腕横纹中点，又称内窝风。

操作：按揉本穴称揉总筋，用拇指掐称掐总筋。

功效：清热散结，通调气机。主治惊风、夜啼、口舌生疮等。

四横纹（四缝）

位置：掌面食指、中指、无名指、小指第一指间关节横纹处。

操作：指甲掐称掐四横纹（掐四缝）；用拇指指端直推食指、中指、无名指、小指第二节横纹称推四横纹。

功效：退热除烦，散瘀结；推四横纹能和气血，消胀满。主治疳积、惊风、气喘、腹痛、消化不良等症。

五指节

位置：在掌背五指中节(第一指间关节）横纹处。

操作：用拇指的指甲掐，称掐五指节，或用拇指、食指搓揉，称揉五指节。

功效：主治惊风、吐涎、指间关节屈伸不利。

内八卦

位置：以掌心为圆心，以圆心到中指指根横纹约2/3处为半径所做的圆。

操作：用拇指在孩子手掌的内八卦上做环形运动。

功效：宽胸利膈，理气化痰，行滞消食。主治胸闷气逆、泄泻、呕吐、乳食内伤、腹胀等症。

二扇门

位置：手背中指指根两侧，赤白肉际处。

操作：用食指、中指尖斜行插入到二扇门穴位处，上下揉动。

功效：发汗透表，退热平喘。主治惊风抽搐、身热无汗、外感风寒。

二人上马

位置： 简称"二马"，位于掌背小指、无名指两掌骨中间，靠近指掌关节处。

操作： 用拇指或中指指端揉。

功效： 补肾益精，滋阴降火。主治发育迟缓、精神不振等。

外劳宫

位置： 掌背中央，与内劳宫相对。

操作： 或掐或揉，称掐外劳或揉外劳。临床上多以揉法为主。

功效： 温阳散寒，升阳举陷。主治腹痛、消化不良等。揉外劳主要用于一切寒证，如外感风寒、鼻塞流涕以及脏腑积寒、完谷不化、肠鸣腹泻、寒痢腹痛、疝气等症。

曲池

位置： 屈肘时，肘横纹外侧的凹陷处。

操作： 先将孩子胳膊弯曲，家长一只手托住其腕部不动，另一只手握住孩子肘部，用拇指指甲掐揉。

功效： 解表退热，利咽。主治风热感冒、咽喉肿痛、上肢痿软、咳喘、嗳气、腹痛、呕吐、泄泻等症。

合谷（虎口）

位置： 手背第一、二掌骨之间，近第二掌骨中点的桡侧。

操作： 一手托孩子的手，另一手食指、中指固定住腕部，用拇指指甲掐揉虎口。

功效： 清热、通络、止痛。主治发热无汗、头痛、项强、面瘫、便秘、呕吐、嗳气呃逆、鼻衄等。

外八卦

位置：掌背外劳宫周围，与内八卦相对。

操作：在外八卦处用拇指做运法，称运外八卦。

功效：宽胸理气，通滞散结。主治胸闷、腹胀、便结等症。

三关

位置：前臂桡侧，自腕横纹至肘横纹成一直线。

操作：用拇指或食指、中指指腹自腕推向肘称推三关；自拇指外侧端推向肘，称为大推三关。

功效：主治气血不足、病后体弱、阳虚肢乏及风寒感冒等。

天河水

位置：前臂内侧正中，腕横纹至肘横纹成一直线。

操作：用食指、中指两指指腹自腕横纹推向肘横纹称清天河水。

功效：清热解表，泻火除烦。主治发热、口燥咽干、唇舌生疮、夜啼等症。

六腑

位置：在前臂尺侧缘，腕横纹至肘横纹成一直线。

操作：用拇指指腹或食指、中指指腹自肘横纹推向腕横纹，称退六腑。

功效：清热凉血，解毒。主治高热、烦渴、大便秘结、小儿腮腺炎及肿毒等实热症。

肩背部常用穴位及手法

肩井

位置： 在大椎与肩峰连线的中点，肩背筋间处。

操作： 用双手拇指和食指捏拿孩子的大椎与肩峰端连线的中点位置，称拿肩井；用指端按，称按肩井。

功效： 宣通气血，发汗解表。主治感冒、惊厥、上肢抬举不利、畏寒、头项痛、肩背痛等症。

脊柱

位置： 大椎至长强成一直线。

操作： 用食指、中指两指指腹自上而下做直推，称推脊；用捏法自下而上捏，称为捏脊，在捏脊前先在背部轻轻按摩几遍，使肌肉放松；用大指自上而下按揉脊柱骨，称按脊。

功效： 通经络，培元气，强身健体。主治发热、惊风、疳积、泄泻等症。

大椎

位置： 在颈椎与胸椎的中间，低头时在最高骨的下方。

操作： 中指指腹揉称揉大椎，或用两手拇指、食指提捏大椎。

功效： 清热解表。主治发热、项强、感冒等症。

风门

位置：第二胸椎与第三胸椎棘突间，旁开1.5寸。

操作：用食指、中指两指的指端按揉风门。

功效：祛风止咳。主治感冒、咳嗽、痰喘等症。

肺俞

位置：第三胸椎与第四胸椎棘突间，旁开1.5寸即左右两指宽处。

操作：用拇指指腹在两肩胛骨中点连线的1/2处按揉，称揉肺俞；用食指、中指、无名指擦肺俞部，称擦肺俞。

功效：调肺气，补虚损，止咳嗽。主治呼吸系统疾病。

心俞

位置：人体背部第五胸椎棘突下，左右旁开1.5寸，即左右两指宽处。

操作：取穴时让孩子处于坐姿或者俯卧姿，用大拇指点推穴位50~100次。

功效：宽胸理气，通络安神。主治失眠、惊悸、咳嗽、神志病变等症。

脾俞

位置：在背部，第十一胸椎棘突下，左右旁开1.5寸。

操作：用拇指按揉。

功效：健脾胃，助运化，祛水湿。主治呕吐、腹泻、疳积、食欲不振、水肿、慢惊风等症。

定喘

位置：背部正中线上，第七颈椎棘突下，左右旁开0.5寸处。

操作：用大拇指或中指指端按揉穴位。

功效：止咳平喘，通宣理肺。主治哮喘、百日咳、支气管炎等症。

肝俞

位置： 背部第九胸椎棘突下，左右旁开1.5寸处。

操作： 孩子处于俯卧姿势或者坐姿，家长用双手大拇指指腹按揉。

功效： 清肝热，护视力。临床上主要用于治疗斜视。

胃俞

位置： 背部第十二胸椎棘突下，左右旁开1.5寸处。

操作： 让孩子处于俯卧姿势。家长用双手拇指指腹按揉双侧穴位。

功效： 和胃健脾，理中降逆。主治胃痛、腹胀、肠鸣、积食等症。

胆俞

位置： 位于背部第十胸椎棘突下，左右旁开1.5寸处。

操作： 孩子处于坐姿或俯卧姿势，家长用双手拇指按揉双侧穴位。

功效： 疏肝利胆，清热化湿。主治胃炎、肝炎、消化道溃疡、口苦、呕吐、失眠等症。

命门

位置： 后正中线上，第二腰椎棘突下凹陷中。

操作： 用中指指腹按该穴位。

功效： 壮阳气，消水肿。主治腰骶痛及下肢痿痹等症。

七节骨

位置： 命门至尾椎骨端（长强）成一直线。

操作： 用拇指指腹或食指、中指两指指腹自下而上或自上而下做直推，分别称为推上七节和推下七节。

功效： 上七节骨能温阳止泻，下七节骨能泻热通便。主治泄泻、便秘、痢疾、脱肛、肠热便秘等症。

肾俞

位置：第二腰椎与第三腰椎棘突间，左右各旁开1.5寸。

操作：用揉法，称揉肾俞；用掌根或小鱼际擦，称擦肾俞。

功效：滋阴壮阳，补益肾元。主治哮喘、腹泻、便秘、小腹痛、下肢痿软乏力等症。

龟尾

位置：尾骨端。

操作：用拇指或中指端揉龟尾。

功效：通调督脉之经气，调理大肠。主治便秘、脱肛、腹泻、便秘等症。

大肠俞

位置：第四腰椎棘突下，左右各旁开1.5寸。

操作：用双手拇指抵住穴位，向肚脐方向压按以刺激穴位。

功效：润肠通便，止泻舒筋。主治小儿便秘、腹泻等症。

胸腹部常用穴位及手法

中脘

位置：肚脐正中直上4寸，或胃脘处。

操作：用指腹按或用手掌揉，称揉中脘；用掌心或四指摩，称摩中脘；自中脘向上直推于喉下，或自喉往下推至中脘，称推中脘。

功效：健脾和胃，消食和中。主治腹胀食积、呕吐泄泻、腹痛、食欲不振等症。

脐（神阙）

位置： 肚脐正中。

操作： 用手指摩或用手掌摩，称摩脐；用拇指和食指、中指两指抓肚脐并抖动脐部，亦称抖脐；用食指、中指、无名指三指搓摩脐腹部，称搓脐；自脐直推至耻骨联合上缘，称推下小腹。

功效： 温阳散寒，补益气血，健脾消食。主治腹胀、腹痛、食积、吐泻、便秘、疳积等症。

胁肋

位置： 从腋下两肋至天枢处。

操作： 孩子处于坐姿，家长用两手掌自孩子两肋下搓摩至天枢处，称搓摩胁肋。

功效： 顺气化痰，除胸闷，开积聚。主治小儿食积、气逆所致的胸闷、腹胀等症。

天突

位置： 胸骨切迹上缘，凹窝正中。

操作： 用中指端按或揉，按时中指端微屈，按要随孩子呼吸起落。

功效： 理气化痰，降逆平喘，止呕。主治咳嗽、咳痰不爽、积食、小便不利、痰喘、呕吐等症。

膻中

位置： 两乳头连线的中点。

操作： 两拇指自穴中向两旁分推向乳头，称分推膻中；用食指、中指自天突推到膻中，名推膻中。用食指、中指、无名指三指沿胸骨上下摩擦，称擦膻中。

功效： 宽胸理气，止咳化痰。主治胸闷、吐逆、咳喘、痰喘、呕吐、恶心等症。

腹

位置：腹部。

操作：沿肋弓角边缘向两旁分推称分推腹阴阳；用掌或四指摩称摩腹。

功效：健脾和胃，理气消食。主治腹痛、消化不良、恶心呕吐、腹泻、便秘、腹胀、厌食等症。

肚角

位置：脐下2寸，旁开2寸，左右各1个。

操作：用拇指、食指、中指三指提起，称拿肚角；用中指端按，称按肚角。

功效：止痛消食。主治腹痛、腹泻等症。

天枢

位置：横平脐中，前正中线旁开2寸。

操作：孩子仰卧位，家长用食指、中指指端按揉两穴称揉天枢。

功效：疏调大肠，理气消滞。主治急、慢性胃肠炎及消化功能紊乱引起的腹泻、呕吐、食积、腹胀、大便秘结等症。

丹田

位置：小腹部，脐下2寸。

操作：揉丹田或摩丹田。

功效：培肾固本，温补下元，分清泌浊。主治腹痛、泄泻、脱肛、疝气、遗尿等症。

下肢部常用穴位及手法

箕门

位置：大腿内侧、膝盖上缘至大腿根成一直线，又称足膀胱。

操作：用食指、中指两指自膝盖内上缘至大腿根部做直推法，称推足膀胱或称推箕门。

功效：利尿清热。主治尿闭、泄泻及酸软无力等症。

解溪

位置：踝关节前横纹中，两筋（趾长伸肌腱和跗长伸肌腱）间凹陷中。

操作：用指甲掐或指端揉，称掐解溪或揉解溪。一手按解溪，一手摇足掌，用摇法，称摇踝。

功效：镇惊止泻。主治惊风、吐泻不止、踝关节屈伸不利等症。

膝眼

位置：在膝盖两旁凹陷中，外侧凹陷称外膝眼，内侧凹陷称内膝眼。

操作：拇指端着力，或用拇指、食指指腹同时着力，稍用力按压一侧或内外两侧膝眼穴，称按膝眼；一手或两手拇指螺纹面着力，揉动一侧或两侧膝眼穴，称揉膝眼；若用拇指指甲掐一侧或两侧膝眼穴称掐膝眼。

功效：通经活络，熄风止痛。常用于治疗下肢痿软无力、惊风抽搐、膝痛等病症。

前承山

位置：前腿胫骨旁，与后承山相对处。

操作：掐或揉本穴，称掐前承山和揉前承山。

功效：通经络，行气血。主治惊风、下肢抽搐、下肢无力等症。

三阴交

位置：内踝尖直上3寸，胫骨后缘凹陷中。

操作：用拇指指腹自上往下或自下往上直推，称推三阴交，或用按揉法，称揉三阴交。

功效：通血脉，活经络，疏下焦，利湿热，通调水道，亦能健脾胃、助运化。主治遗尿、惊风、消化不良等症。

昆仑

位置：又名上昆仑。在跟腱与外踝尖中点的凹陷处。

操作：拇指指端着力，稍用力在昆仑穴上掐称掐昆仑。

功效：解肌通络，强腰补肾。主治头痛、惊风、足跟痛等症。

百虫（血海）

位置：膝上内侧肌肉丰厚处。又称百虫窝。

操作：或按或拿，称按百虫或拿百虫。

功效：疏通经络，止抽搐。主治四肢抽搐、下肢痹痛等症。

丰隆

位置：外踝上8寸，胫骨前缘外侧1.5寸，胫腓骨之间。

操作：拇指或中指指腹揉，称揉丰隆。

功效：和胃气，化痰湿。主治咳嗽、痰鸣、气喘、痰涎等症。

足三里

位置：外膝眼下3寸，胫骨旁1寸。

操作：用拇指指腹按揉，称揉三里。

功效：健脾和胃，调中理气，导滞通络。主治腹胀、腹痛、泄泻等消化系统疾病。

后承山

位置：腓肠肌肌腹下凹陷中，用力伸足时出现人字纹处。

操作：用食指、中指指端在后承山穴处稍用力拨该处的筋腱，称拿承山。

功效：止抽搐，通经络。主治惊风、抽搐、下肢痿软、腿痛转筋等症。

委中

位置：腘窝中央，两大筋之间。

操作：用中指指端钩拨腘窝中筋腱，称拿委中。

功效：疏通经络，熄风止痉。主治惊风抽搐、下肢痿软。

涌泉

位置：屈趾，足掌心前正中凹陷处。

操作：用拇指向足趾推称推涌泉；用拇指指端揉，称揉涌泉。

功效：引火归元，退虚热。主治发热、呕吐、五心烦热等症。

大敦

位置：足大趾外侧趾甲根与趾关节之间。

操作：用指甲掐，称掐大敦。

功效：熄风开窍，调理肝肾。主治惊风、疝气、遗尿等症。